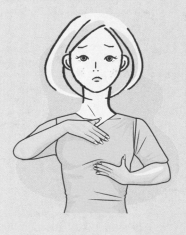

组织编写　全国妇幼健康研究会科普专业委员会

丛书总主编　张　巧

妇幼健康知识科普丛书
——乳腺疾病防治指导手册

顾　问　刘荫华

主　编　华　彬　王建东

副主编　姜　蕾　郝晓鹏　李　曼

人民卫生出版社

·北　京·

图书在版编目（CIP）数据

乳腺疾病防治指导手册 / 华彬，王建东主编 . —北京：人民卫生出版社，2022.11
（妇幼健康知识科普丛书）
ISBN 978-7-117-33813-4

Ⅰ. ①乳… Ⅱ. ①华…②王… Ⅲ. ①乳房疾病 — 防治 — 手册 Ⅳ. ①R655.8-62

中国版本图书馆 CIP 数据核字（2022）第 195329 号

人卫智网	www.ipmph.com	医学教育、学术、考试、健康，购书智慧智能综合服务平台
人卫官网	www.pmph.com	人卫官方资讯发布平台

妇幼健康知识科普丛书
——乳腺疾病防治指导手册
Fuyou Jiankang Zhishi Kepu Congshu
——Ruxian Jibing Fangzhi Zhidao Shouce

主　　编：华　彬　王建东
出版发行：人民卫生出版社（中继线 010-59780011）
地　　址：北京市朝阳区潘家园南里 19 号
邮　　编：100021
E - mail：pmph @ pmph.com
购书热线：010-59787592　010-59787584　010-65264830
印　　刷：三河市潮河印业有限公司
经　　销：新华书店
开　　本：889×1194　1/32　印张：6
字　　数：167 千字
版　　次：2022 年 11 月第 1 版
印　　次：2022 年 11 月第 1 次印刷
标准书号：ISBN 978-7-117-33813-4
定　　价：30.00 元

打击盗版举报电话：010-59787491　E-mail：WQ @ pmph.com
质量问题联系电话：010-59787234　E-mail：zhiliang @ pmph.com
数字融合服务电话：4001118166　E-mail：zengzhi @ pmph.com

编　者（以姓氏笔画为序）

万冬桂（中日友好医院）

马　钊（北京医院）

王小岗（北京医院）

王飞亮（北京医院）

王建东（解放军总医院第一医学中心）

朱明华（解放军总医院第一医学中心）

华　彬（北京医院）

华　震（北京医院）

刘龙腾（北京医院）

刘嘉琦（中国医学科学院肿瘤医院）

齐立强（中国医学科学院肿瘤医院）

李　曼（大连医科大学附属第二医院）

李莹莹（北京医院）

杨　鑫（北京医院）

何淑蓉（北京医院）

宋　晨（大连医科大学附属第二医院）

陈大智（北京医院）

周小玉（北京医院）

赵姗姗（大连医科大学附属第二医院）

郝晓鹏（解放军总医院第一医学中心）

姜　蕾（北京医院）

贾立娜（首都医科大学附属北京安定医院）

钱璐璐（北京医院）

徐岭植（大连医科大学附属第二医院）

曹　崑（北京肿瘤医院）

戴维德（北京医院）

绘　图　王飞亮（北京医院）

秘　书　杨　鑫（北京医院）

妇幼健康知识科普丛书

总 顾 问　江　帆
顾　　问　张世琨　魏丽惠　李　坚

总 主 编　张　巧

丛书编委会成员（以姓氏笔画为序）

王　芳（成都电子科技大学医学院附属妇女儿童医院）

王建东（中国人民解放军总医院第一医学中心）

毛　萌（四川大学华西第二医院）

华　彬（北京医院）

刘文利（北京师范大学）

孙丽洲（南京医科大学第一附属医院）

李　叶（北京医院）

李　莉（首都医科大学附属北京儿童医院）

李　瑛（江苏省卫生健康发展研究中心）

李从铸（汕头大学医学院附属肿瘤医院）

张　巧（北京医院）

赵卫东（中国科技大学附属第一医院）

胡丽娜（重庆医科大学附属第二医院）

徐先明（上海交通大学附属第一人民医院）

章红英（首都医科大学）

学术秘书　苗　苗（北京医院）

序言一

中国有 14 亿总人口，妇女儿童 8.8 亿，妇女儿童健康问题始终是人类社会共同面对的基础性、全局性和战略性问题，对人口安全、经济社会发展以及国家的全面发展都具有重大意义。妇幼健康是衡量人民健康水平的重要标志，也是一个国家文明程度的重要标志。面对当今世界百年未有之大变局，我们不仅要全力守卫妇女儿童生命安全与健康，更要从民族复兴、国家安全的高度，不断增进妇女儿童的健康福祉，这是全社会的共同责任。

习近平总书记多次强调，科技创新、科学普及是实现创新发展的两翼，要把科学普及放在与科技创新同等重要的位置。全国妇幼健康研究会始终坚持把提升妇幼健康领域的科技创新和推进科学普及作为同等重要的职责，团结凝聚各专业领域的权威专家和学科带头人，既加快学科发展，又把科普作为重点任务，共同积极推进，为提升妇女儿童健康水平作贡献。全国妇幼健康研究会于 2020 年 8 月专门成立了科普专业委员会，就是要在补短板上下功夫，探索科普之路，学会科普的方式方法，努力在妇幼健康领域多出精品，为实现新时代健康中国建设战略目标、提升妇女儿童健康水平提供重要的支撑。

我们高兴地看到，科普专业委员会在张巧主任委员带领下，各位专家齐心合力，针对妇女儿童健康需求，精心策划编撰了"妇幼健康知识科普丛书"。这套丛书内容丰富，覆盖了婴幼儿、青少年、孕妇、中老年的全生命周期，还详细介绍了生殖与避孕、女性肿瘤、乳腺疾病等妇科常见疾病的预防与治疗知识。这套丛书集科学性、独创性、通俗性、艺术性为一体，是一次生动而有意义的积极尝试。

参与这套科普丛书编写的专家，均为本领域优秀的权威专家，亲历了国家发展与进步的历史进程，几十年风风雨雨的经历与专业经验，形成了他们特有的品质与情怀，他们带着承前启后、继往开来的职责和使命，完成了编写。相信这是一套高品质的科普丛书，广大读者会在这里找到解决困惑与问题的满意答案。

这是一次难得的科普实践，是为提升公民科学素质做的一件惠及百姓的实事，也是各位专家一道向建党百年华诞的献礼！感谢各位专家的努力与付出！

最后，对本丛书的成功出版表示由衷祝贺！

第十二届全国人大农业与农村委员会副主任委员
国家卫生健康委员会原副主任
全国妇幼健康研究会会长

2021 年 6 月

序言二

乳腺疾病是影响女性健康的重大疾病，世界卫生组织（World Health Organization，WHO）国际癌症研究中心最新发布的 2020 年全球最新癌症负担（GLOBOCAN 2020）数据显示，乳腺癌已超过肺癌成为全球发病率最高的恶性肿瘤。根据 GLOBOCAN 2020 研究结果，中国乳腺癌发病数已达到 416 000 例 / 年。重视乳腺疾病筛查、规范乳腺疾病诊治流程，对提高女性健康水平具有重大意义。

在华彬教授和王建东教授的带领下，组织国内不同专业领域专家共同编写了《妇幼健康知识科普丛书——乳腺疾病防治指导手册》（简称《手册》）。《手册》凝聚了编写组专家的临床共识与集体智慧，用通俗易懂的语言阐述了国内外最新的乳腺疾病诊治理念，内容涵盖外科手术方式的变革、内科治疗的进展、病理学在乳腺疾病诊断中的贡献，以及乳腺疾病治疗前后在乳腺手术麻醉、术后镇痛、术后康复、心理疾病防治、药物副作用防治等各方面的多学科团队合作。本书可以为患者和家属提供乳腺疾病诊疗指导，减轻患者及家属对治疗产生的顾虑，更好地配合治疗，也可为基层医院、社区卫生服务中心、妇幼保健机构医务人员制定临床决策时提供更加适宜国情的参考意见。

很高兴为华彬教授的这本科普书作序,这些年来中青年专家在乳腺疾病治疗领域发挥了越来越重要的作用,也希望他们能在科普领域里付出更多的努力。相信本书的出版能够为临床实践提供有力指导,为推进健康中国建设作出贡献!

北京大学第一医院　刘荫华

2022 年 5 月

前　言

　　乳腺疾病作为影响女性健康的重大疾病,不仅受到临床医生和科研工作者的重视,也受到广大人民群众的关注。科普是健康中国建设的国家战略要求,也是人民群众获得健康知识的重要途径。在临床工作中,患者会通过各种途径查询自己的疾病诊疗情况、日常注意事项等,有一些查询结果是合理的,但也有些查询结果不符合目前的诊疗现状,甚至误导了患者和家属,致使诊疗延误的情况时有发生,尤其是特殊群体比如老年患者的诊治经常出现发现晚、治疗不及时甚至不治疗的情况,这些都严重损害了广大女性的健康。如何让乳腺癌患者及家属充分了解合理的诊疗过程及可能的副作用管控,让适龄女性关注乳房健康,是《妇幼健康知识科普丛书——乳腺疾病防治指导手册》(简称《手册》)编写的初衷。

　　本《手册》的三位副主编姜蕾教授、郝晓鹏教授和李曼教授,分别是影像诊断、乳腺外科和乳腺内科的专家,对科普宣传充满了热忱,在我们找到三位专家后立即得到了积极响应,在《手册》筹备、内容准备、编写形式、书稿撰写和审校过程中投入了大量的精力,使本《手册》能够高效、高质量的完成,为公众呈现了乳腺疾病诊疗领域多学科集体的智慧。

　　本《手册》内容涵盖乳腺生理发育、良恶性疾病的临床表现,着重对乳腺癌的诊疗过程进行了详细介绍,其中病理诊断过程的呈现和乳腺外科手术中麻醉技术的进步都是其他乳腺科普书籍中很少涉及的。合理的药物治疗是乳腺癌治疗的重要手段,本《手册》也详细介绍了目前各类药物治疗可能的副作用和处理方法。随着乳腺癌诊疗的进步,乳腺癌患者长期生存的比例越来越高,对于患者心理健康的调控、功能康复也是本《手册》关注的重要内容。编写组所有成员希望通过努力,为广大女性朋友及关爱她们的家人、朋友提供乳腺疾病诊疗领域的正确观点,为她们的健康提供力所能及的帮助。

　　在本《手册》成书之际,感谢所有编者的辛勤付出! 也愿我们的《手册》能为广大患者及家属减轻忧虑,助力健康中国建设!

华　彬　王建东

2022 年 5 月

目　录

第一章　正常乳房的生长发育

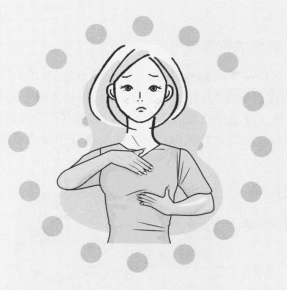

乳房是人类的体表器官,是女性非常重要的性别特征器官。随着年龄的改变,乳房随着生理变化发生特征性改变,伴随着乳房形态结构的不同,乳房产生不同的正常的或异常的改变,本章将为大家介绍正常乳房的生长发育。

第一节　乳房的形态结构

一、乳房的位置与形态

正常乳房位于两侧胸部,胸大肌的前方,上起第2~3肋,下至第6~7肋,内缘近胸骨旁,外缘达腋前线,乳房肥大时可达腋中线。成年女性的乳房外上极狭长的部分形成乳房腋尾部伸向腋窝。青年女性乳头一般位于第4肋间隙或第5肋与锁骨中线交点外1cm;中年

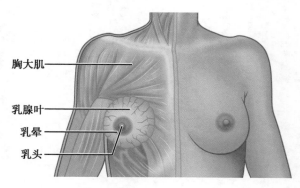

胸大肌

乳腺叶

乳晕

乳头

正常女性乳房

女性乳头位于第 6 肋间水平与锁骨中线交点外 1~2cm。正常乳房的中央为乳头和乳晕，其大小、色泽因人而异。乳头由结缔组织构成，表面凹凸不平，呈裂隙状陷窝，其内有输乳管开口，每个乳头上有 15~30 个。皮内还有大量的皮脂腺开口于输乳管口周围，但无毛囊及汗腺。乳头周围的环形区，皮色较深，称为乳晕。乳晕表面有许多散在的小结节，可以分泌润化液，具有保护皮肤、乳头及婴儿口腔的作用。

二、乳房的分型

乳房的形态因种族、遗传、年龄和哺乳等因素差异较大，中国成年女性乳房根据前突的长度与乳房基底部的半径比例，其外形可分为四种类型：圆盘型、半球型、圆锥型、下垂型。圆盘型，乳房基底的圆周半径由高到低，渐平，形似圆盘状；半球型，乳房圆周半径高而不均等，且乳房有充盈的组织，形似半球，是一种最理想、最健美的乳房形态；圆锥型，乳房隆起尖长，基底的周围平面和乳头线呈 90°角；下垂型，乳头下垂到乳下皱襞，较前几种少见。

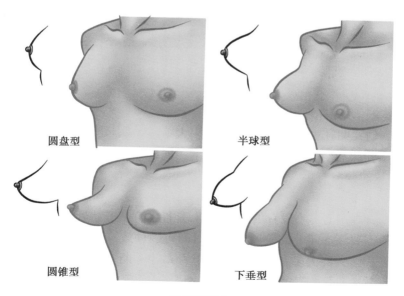

圆盘型

半球型

圆锥型

下垂型

乳房的形态

第二节 各个时期乳房的生长发育

一、乳房的生长发育

1. 胚胎期

人胚发育到第 6 周末时,于胚腹面从腋下至大腿根部,由外胚层上皮增厚左右对称地各形成一条嵴,称为乳嵴,或"乳线"。外胚层细胞局部增殖形成 6~8 对乳腺始基。胚胎第 9 周时,两乳线上乳腺始基保留胸前一对继续发育,其余部位的乳腺始基逐渐消退。保留的这一对乳腺始基的外胚叶细胞增殖成团,形成乳头芽。胚胎第 12 周时,乳头芽增大形成乳腺芽,随后演变成永久性的乳腺管,这就像一颗撒下的种子开始发芽生长,最终成长为一颗完整的苗。

妊娠第 6 个月,胎儿乳腺管进一步增殖、分支,乳腺管末端有小团的基底细胞,随后形成乳腺小叶。乳头下结缔组织不断增殖,致使乳头逐渐外突。周围的间充质发育成疏松结缔组织及脂肪组织。至此,胚胎期乳腺基本发育,乳腺小叶芽在青春期始逐步形成末端乳管和腺泡。

2. 幼儿期

幼儿期乳腺的发育,男女并无多大差别,基本处于静止状态。儿童期乳腺与幼儿静止期的乳腺基本相同,10 岁以前,乳房处于静止期,这时候只有小乳头隆起。

3. 青春期

青春期为男女发育的黄金时期,是性发育从开始到成熟的阶段,一般需要 3~5 年。此阶段开始的时间可因种族、地域差异而有所不同。我国人群大多在 13~18 岁处于青春发育期。进入青春期后,体内雌激素和孕激素的作用促成了女性乳房的特有形态和功能。此时期乳房开始隆起,出现乳晕。乳晕区的腺体进一步发育,在膨隆的乳房上突出，乳房明显高出胸部。15~16岁时，乳房发育逐渐成熟，乳头大而突出，乳晕略凹陷，线条丰满。在发育过程中，有些女性的乳房会有膨胀感，有的甚至感到疼痛或触痛，有的局部还会出现小结节，这是由于这一时期乳腺组织对激素的敏感程度不均匀，导致乳房不同部位的腺体发育不均匀，随着乳腺的进一步发育和月经来临，这些疼痛及小结节会自然消失。值得一提的是，7~10岁的女孩如有一侧或双侧乳房增大，乳晕微突起，乳头处扪及2~3cm圆形、扁平、质韧的肿块，无痛或轻微压痛，这是幼女乳房早期发育征象。有的女孩一侧先增大，随着年龄增长，当乳房与性腺轴建立起稳定的生物反馈后，对侧也逐渐发育并趋于对称，不能误当成肿瘤。绝大多数女孩乳房发育出现在第一次月经前2~3年。

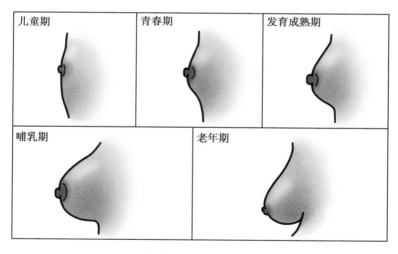

各个时期乳房的变化

4. 妊娠期

女性乳房发育成熟后，具体大小因人而异。一般来说，未怀孕时单侧乳房质量平均约为200g，怀孕后增长为400~600g，哺乳期为600~800g，也就是说，哺乳期的乳房要比正常时重3~4倍。据报道，哺乳至宝宝6~9月龄，产妇乳房开始变小，但这并不影响产生母乳的能力。妊娠早期是指妊娠最初的 3 个月。怀孕 5 周左右,孕妇通常会出现各式各样的"害喜"症状,此时乳房也开始改变,如乳头颜色变深、乳房正下方的血管越来越明显。妊娠中期即妊娠 4~6 个月,在此期间孕妇不仅肚子有明显突起,胸部也会明显变大。妊娠末期即妊娠 7~9 个月,乳房进一步增大,肿胀感更为严重。这个时期乳腺发育几乎到达顶峰,轻轻按乳头就可有乳汁泌出。在这 3 个月中,由于垂体分泌的激素作用,使得乳腺结构发生变化,为哺乳打下基础。

5. 哺乳期

哺乳期乳房开始不断分泌乳汁,以提供给婴儿最佳的养分。在产后的 2~3 天内,产妇的乳房在垂体分泌的大量催乳素作用下,迅速胀大而坚实,产妇会感觉胀痛难耐,轻轻用手按摩或经过婴儿吸吮后,乳房可分泌出"初乳"。此后,随着规律哺乳的建立,"初乳"变成"成乳",产妇的乳房会规律地充盈、排空,再充盈、再排空。

停止哺乳后,需历时 3~6 个月,乳腺方可恢复至非妊娠时的状态,但有时残余的乳汁分泌可持续数年之久。部分女性因不规律持续哺乳,整个乳腺松弛下垂,这可能是由于结缔组织增生量不足,不能完全补充哺乳期失去的或被吸收的质量,从而使哺乳后乳腺松软、变扁、下垂。如果哺乳后乳腺复旧不全,可引起扩张导管持续存在等病变。此外,妊娠或哺乳期,原有的良恶性乳腺肿瘤都有可能加速发展。

6. 绝经后

自绝经期开始,卵巢分泌激素减少,乳房的生理活动日趋减弱,乳房缺乏雌激素的刺激逐渐萎缩,腺体逐渐被脂肪组织代替,乳房体积变小。但有些肥胖女性的乳房体积反而增大,这是由于腺体被过多的脂肪组织所代替。乳腺癌发病率有随年龄增加而上升的趋势,绝经前后的女性应对自己乳房的细微变化给予足够重视,若突然出现异常感觉、乳房体积形态发生改变、乳头溢液等情况,应及时就诊。

二、乳房发育的影响因素

1. 先天遗传因素

先天遗传因素对乳房发育的影响重大,胚胎期乳房组织发育不良会影响日后乳腺的生长发育。

2. 内分泌相关的因素

乳房的生长发育主要受生殖内分泌轴系多种激素的影响,如脑垂体分泌的促性腺激素、泌乳素,卵巢分泌的雌激素和孕激素等。此外,肾上腺和甲状腺分泌的激素、生长激素等均可影响乳房的正常发育。

3. 后天因素

许多后天因素亦会影响乳房的发育,如饮食上,多吃蛋白质含量高的饮食可能会在一定范围内促进乳房发育;长期错误的站立姿势等会影响乳房的发育;此外,穿戴不合适的束胸、文胸,或进行不恰当的运动锻炼等,也都会对乳房的发育产生影响。

【小结】乳房是女性重要的性征,发挥重要的生理功能。它们会随着年龄的增长发生显著变化。不同年龄段乳房的生长发育,也会伴发一系列的健康问题,因此编者希望通过本章介绍,让大家了解乳房的正常状态,能够及时发现异常情况,为大家健康、自信的生活作出努力。

(郝晓鹏 朱明华)

第二章 乳腺良恶性疾病的防治

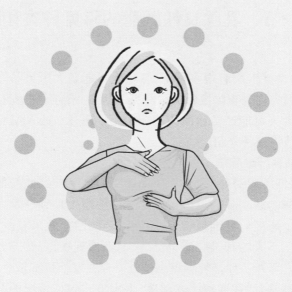

乳腺疾病是影响女性健康的重大疾病,重视乳腺疾病的筛查,对女性健康有重大意义。推动女性积极主动关注乳房健康是广大医护工作者的责任。本章首先讨论乳腺良性疾病的常见种类和防治方法,之后重点介绍对女性健康有重大危害的乳腺癌的筛查和风险干预策略。值得注意的是,虽然我们积极推动乳腺癌的预防,但绝大多数的女性乳腺疾患是良性乳腺疾病,请女性朋友不要过度焦虑。

第一节 乳腺良性肿瘤的常见种类和防治

乳腺良性疾病有很多种,乳腺增生可能是大家最熟悉的一种良性疾病,因为它是查体报告上的常见诊断之一;年轻的女孩发现了乳房肿块,大夫可能经常诊断为“纤维瘤”;还有一些大家可能并不太熟悉,本节将逐一介绍。

1. 乳腺纤维腺瘤

乳腺纤维腺瘤是年轻女性最常见的乳腺良性肿瘤,最早表现为质韧、无痛的活动肿块。绝大多数纤维腺瘤生长到一定大小就不再生长,很少恶变。纤维腺瘤一旦形成,药物治疗效果较差,对于形态规则、体积不大的纤维腺瘤,可以长期随诊观察,观察的方法一种是大夫查体,另外一种是乳腺超声检查。存在恶性可能或生长较大、较快的纤维腺瘤往往通过手术解决,手术方式包括传统的开放手术和微创手术,依据肿物大小和位置而定。

2. 叶状肿瘤

任何年龄的妇女均可发生叶状肿瘤,但多见于绝经前中年妇女。

叶状肿瘤一般生长缓慢,临床病程往往不可预知,叶状肿瘤存在从良性到交界性(介于良恶性之间)到恶性的发展过程,一般通过细胞学构成和细胞形态异常程度来推断良恶性,但有时也不准确。治疗方式上,叶状肿瘤可行肿块切除,切除时一定要包括足够的正常组织;但叶状肿瘤相对容易复发,而反复复发后会恶变。所以,一般建议做三次局部扩大切除术,再复发时则建议乳房单纯切除术。

3. 导管内乳头状瘤

一部分女性会突然发现一侧或双侧乳腺乳头流水(医学术语称为"乳头溢液"),当溢液的导管口为单发时,往往提示溢液的导管内可能长了小瘤子,这种导管里的小瘤子称之为导管内乳头状瘤。导管内乳头状瘤常表现为清亮的或淡黄色乳头溢液,一般直径小于1cm。当多个导管孔溢液时,有可能是乳腺本身的疾病,一般为良性病变,比如乳腺增生、导管扩张,无需手术;也有可能是颅内垂体长了瘤子,这时患者还常伴有月经不调,甚至视力下降,医生可能会要求患者行血清泌乳素检查以除外脑垂体病变。多孔溢液有时和患者服用的药物有关,如一些抗抑郁药物会引起乳头溢液的副作用,需要仔细问诊排除。溢液的颜色和黏稠度对判断本病比较重要,也可进行溢液的细胞学检查、乳腺导管造影以及乳管镜检查。当明确发现导管内肿瘤时,通常建议手术治疗。

4. 乳腺小叶增生

乳腺小叶增生是育龄期女性的常见疾病,多发生于25~40岁之间,近年来发病年龄区间有扩大的趋势。临床表现为乳腺钝痛、胀痛、触痛和乳腺肿块。乳腺疼痛程度不一,轻者不为患者介意,重者影响日常生活。疼痛多具有周期性,常于月经前期发生或加重,或与劳累、紧张情绪有关。疼痛的周期性虽是本病的典型症状,但亦可表现为非周期性、不规则胀痛。肿块可单发或多发,可见于一侧或双侧,可局限于乳腺的一部分或分散于整个乳腺。肿块呈结节状,大小不一,质韧而不硬,与周围乳腺组织的分界并不清楚,肿块在经期后可能有所缩小或变软。乳腺小叶增生没有疼痛等症状,无需药物治疗,注意生活规律、放松心情、加强锻炼等;如果疼痛影响患者的正常生活、工作等,则可请中医诊治(详见第八章相关内容),中医治疗效果不明显的可以使用雌激素阻断剂(比如他莫昔芬)治疗。增生的包块一般不建议手术,但应该警惕乳腺癌的发生,定期找专科医生查体。

5. 乳腺囊肿

常见的乳腺囊肿有单纯囊肿、积乳囊肿等,可在月经前变大,月经后缩小,小的囊肿很难用手摸到,超声是首选检查。单纯囊肿较多见,主要由于内分泌紊乱引起导管上皮增生,致使导管延伸、迂曲、折叠,折叠处管壁因缺血而发生坏死,形成囊肿。积乳囊肿又称乳汁潴留样囊肿,较单纯囊肿少见,主要由于哺乳期导管阻塞,引起乳汁淤积而形成囊肿。囊肿恶变的机会很小,大部分囊肿都可以定期观察。如果囊肿很大、有压迫等症状或患者精神压力大时,可考虑手术治疗,手术也分为开放手术或微创手术。但是大家要知道,乳腺囊肿尤其是多发囊肿手术往往无法切除干净,可以遵照乳腺小叶增生的治疗方式先请中医科协助治疗,或内分泌治疗,如果仍不缓解最后考虑手术治疗。

第二节 乳腺癌的筛查和风险干预

全球范围内,乳腺癌是女性最为常见的恶性疾病,在我国乳腺癌已经超过宫颈癌成为影响女性健康的重大疾患。我们希望能够通过医务工作者的共同努力,减少乳腺癌的发生,或在疾病发生时能够早期为患者提供诊断和治疗,取得良好的治疗效果。本节将为大家介绍乳腺癌早发现、早诊断、早治疗的相关内容。

一、乳腺癌筛查

1. 乳腺癌筛查

乳腺癌是全球女性最常见的恶性肿瘤,在找到一种方法预防乳腺癌之前,对抗疾病的最佳方法就是早期发现。肿瘤发现越早,获得有效治疗和长期生存的可能性就越大。这就是乳腺癌筛查如此重要的原因。概括来讲,乳腺癌筛查是通过有效、简便、经济的乳腺检查措施,对无症状妇女开展筛查,以期早期发现、早期诊断及早期治疗,最终目的是降低人群乳腺癌的死亡率。乳腺癌筛查的形式包括机会性筛查和群体筛查两种,机会性筛查是妇女个体主动或自愿到提供乳腺筛查的医疗机构进行相关检查,群体筛查是社区或单位有组织地为适龄妇女提供乳腺检查。

2. 乳腺癌筛查手段

乳腺癌筛查的手段包括乳房自检、临床体检、乳腺 X 线摄像(俗称乳腺钼靶检查)、乳腺超声检查和乳腺磁共振检查(MRI)。

(1)乳房自检:多年来,医生及女性健康组织一直强调常规乳房自检在促进早期发现肿瘤中的必要性。许多女性通过乳房自检偶然发现乳腺肿物。这种自检可以促进在未出现症状和体征时早期发现乳腺癌。正因为如此,许多组织仍然支持自检作为全面筛查程序之一。然而,很多研究也证实常规乳房自检并没有降低乳腺癌带来的死亡率,但这并不意味着乳房自检不再有用。乳房自检最大的用处是增加了女性对自己乳房的认识,包括它们的样子和感觉。建议绝经前女性选择月经来潮后 7~14 天时进行乳房自检,绝经后女性每月固定时间自检。如果您养成习惯经常自检,随着时间的推移您会发现什么是正常的乳房。如果发现改变,请及时去医院就诊。

(2)临床体检:尽管乳腺查体往往是乳腺疾病患者接受的第一项检查,但并没有证据显示这种方法单独作为乳腺癌筛查可以提高乳腺癌早期诊断率和降低死亡率。在门诊初诊、设备条件有限时仍可以作为一种选择,经验丰富的医生进行临床查体可以弥补影像学检查漏诊的可能;临床体检需要超声和钼靶等影像学检查进行必要的补充,增加诊断的准确性。

(3)乳腺钼靶:乳腺钼靶检查是用低剂量 X 线检查双侧乳腺,寻找可疑的肿块或乳腺变异区域。乳腺钼靶需要从两个方向对每个乳房进行检查,一个是从上向下看(轴位),另一个是从内向外看(侧斜位)。因我国女性乳房的特点,对 40 岁以下极致密乳腺诊断准确性欠佳。因此,不常规推荐 40 岁以下、无明确乳腺癌高危因素或临床体检未发现异常的女性进行乳腺钼靶检查。值得注意的是,常规乳腺 X 线检查的射线剂量低,不会危害妇女健康,但正常女性无须短期内反复进行乳腺 X 线检查。

(4)乳腺超声检查:超声检查是通过高频声波对人体内部结构进行成像的检查。为了产生图像,发射探头需要产生高频声波,在人体组织中产生反射,反射的声波被探头捕捉记录而产生图像。通过分析图像,检查人员可以分辨乳腺肿块是囊性还是实性。在欧美国家,由于女性乳腺腺体较大,超声的应用受到很大局限。而我国女性乳腺腺体偏致密,体积偏小,乳腺超声对于乳腺癌的筛查和诊断具有重要意义。

(5)磁共振(MRI)检查:当需要发现更小的乳腺肿瘤或精细地分辨肿瘤和皮肤、肌肉的关系时,钼靶检查与超声检查的分辨率就显得有些不足了,这时应选择磁共振成像检查技术(也就是通常说的 MRI)。值得一提的是,虽然名字带"磁"和"共振",但这项检查并没有发现对人体产生任何辐射性损伤,因为其应用的是磁性的工作原理,带有磁性的金属物品或金属植入物都不能进入磁共振检查室。磁共振成像检查技术对乳腺病变的检出率高达 90% 以上,能够发现乳腺钼靶检查和超声检查无法发现的隐匿性病变,在乳腺癌早期诊断和高危女性乳腺癌筛查中具有举足轻重的作用。在乳腺磁共振检查时必须进行增强显影,否则无法准确诊断乳腺疾病。

(6)其他检查:尽管很多体检和医疗机构仍在开展乳腺近红外线扫描、核素扫描、导管灌洗及血氧检测等检查,但请注意目前的医学证据并不支持这些检查方法作为乳腺癌筛查方法。

有关乳腺疾病的影像检查详见本书第四章相关内容。

3. 乳腺癌筛查开始时间

(1)对于一般女性,机会性筛查一般建议 40 岁开始。

(2)对于乳腺癌高危人群,机会性筛查可将起始年龄提前到 40 岁以前,也可以与医生商议制定个体化方案,并能从更早的筛查及使用其他筛查方法(如 MRI)中获益。

（3）群体筛查国内暂无推荐年龄,国际上推荐 40~50 岁开始（表 2-1）。

4. 乳腺癌筛查机构

乳腺癌的筛查既依赖于筛查设备,也依赖于医疗工作者对检查结果的解读。因此,请各位女性在选择乳腺癌机会筛查的医疗机构时考虑机构的综合实力,其中大型肿瘤中心的防癌科或综合三甲医院的体检中心都是相对可靠的选择。

表 2-1　乳腺癌筛查

筛查指南

人群	年龄	建议
一般女性	20~39 岁	不推荐对该年龄段人群进行乳腺筛查
	40~45 岁	（1）适合机会性筛查 （2）每年 1 次乳腺 X 线检查 （3）对致密型乳腺推荐与 B 超检查联合
	45~69 岁	（1）适合机会性筛查和人群普查 （2）每 1~2 年 1 次乳腺 X 线检查 （3）对致密型乳腺推荐与 B 超检查联合
	70 岁及以上	（1）适合机会性筛查 （2）每 2 年 1 次乳腺 X 线检查
高危人群	任何年龄段	建议对乳腺癌高危人群提前进行筛查（<40 岁）,筛查间隔推荐每年 1 次,筛查手段除了应用一般人群乳腺 X 线检查之外,还可以应用 MRI 等新的影像学手段

二、乳腺癌高危人群

高危,顾名思义,就是危险度高。医务工作者用不同方式描述风险,例如绝对风险、相对风险或终生患病风险。当医生谈到风险,指的是一种可能性或可能性的比例,即某种未必发生事情的发生概率。比如,一名美国女性一生（假设从出生至 90 岁）的乳腺癌平均患病率为12%。另一种说法描述终生患病率为1/8,也就是说8名寿命达90岁女性中就会有1名女性在一生的某个时刻罹患乳腺癌。如果将一生定义为出生到80岁,乳腺癌的终生发病率为10%或表示为1/10。如果一名女性一生患乳腺癌的风险为20%或以上,可以认为处于高风险。增加乳腺癌患病风险的因素主要包括遗传和后天因素两方面。

1. 遗传高危人群

家族史是排在性别与年龄因素之后的乳腺癌最强危险因素。有15%~20%的乳腺癌发生在具有某些乳腺癌家族史的女性中,不管是父方还是母方的家族史。如果您有一个一级亲属(母亲、姐妹或女儿)患有乳腺癌,那您患乳腺癌的风险几乎是其他人的2倍,若亲属未绝经就被诊断为乳腺癌,患病风险则为3倍。如果您有一个二级亲属(姑妈、姨妈、表姐妹、堂姐妹、祖母或外祖母)患乳腺癌,那您患乳腺癌的风险为其他人的1.5倍。

遗传上,乳腺癌高危女性包括乳腺癌1号基因(breast cancer gene 1,*BRCA1*)和乳腺癌2号基因(breast cancer gene 2,*BRCA2*)突变测试为阳性的女性,或来自*BRCA1/2*基因突变的家庭但自己并没有进行过检测的女性,以及具有较强家族史的女性(即使是*BRCA1/2*基因突变阴性的家庭)。此处较强家族史包括:母方或父方家系中有3名或以上亲属患乳腺癌,家系中有女性年轻时被诊断为乳腺癌(小于35岁),家系中有亲属患卵巢癌,家系中有男性亲属患乳腺癌,家系中有女性亲属同时患乳腺癌与卵巢癌等。

值得一提的是,一些女性的家庭由于某些原因无法进行基因检测(例如患病亲属已去世)或不愿(或没有条件)接受基因检测,她们可能同样处于高风险中,应当进一步评估其患病风险并采取更具有针对性的预防策略。

2. 增加乳腺癌风险的后天因素

女性出生后,生活环境、伴随的一些医疗干预或一些生活习惯都可能增加乳腺癌的发病风险。这些风险因素称为后天因素,主要包括以下几方面。

（1）月经史长：月经期开始早和绝经晚意味着乳腺有更长时间暴露在雌激素作用下，而雌激素在乳腺癌发生过程中起关键作用。12岁前开始月经或绝经晚于55岁的女性具有显著增高的乳腺癌患病风险。初潮早于12岁的女性比初潮晚于15岁的女性患乳腺癌风险增高30%；绝经年龄超过55岁的女性比绝经早的女性患乳腺癌的风险增高30%~50%。

（2）未怀孕或首次生育年龄晚：从未怀孕或首次生育年龄大于30岁的女性乳腺癌患病风险约是20岁前生育女性的两倍。而更早怀孕和哺乳能够降低乳腺癌风险，其原因之一是只有经过怀孕和哺乳后，女性的乳腺细胞才会完成最终的发育，乳腺细胞完全发育成熟后可能基因稳定性更好，不容易被影响而发展为癌细胞。

（3）口服雌孕激素类避孕药：有研究证实，长期服用避孕药的女性乳腺癌患病风险显著增高，这种风险在其停止服避孕药10年后降至正常。而对于具有乳腺癌家族史的女性，服用避孕药后乳腺癌风险进一步增加。基于这些研究发现的不良后果，目前口服避孕药的激素剂量已经比既往低了很多，很多研究也证实其与乳腺癌的关联越来越少，大部分研究也认为目前口服避孕药物并不增加乳腺癌患病风险。但对于有明确家族史或高危因素的女性，准备长期服用避孕药时应注意权衡利弊。

（4）肥胖：超重或肥胖会使绝经后女性乳腺癌患病风险增加50%，而绝经前肥胖往往导致绝经后仍肥胖，因此，超重在任何年龄都被看作乳腺癌的高危因素。

（5）饮酒：大量试验一致并清楚地证实饮用酒精类饮料会增加女性乳腺癌患病风险，并且喝得越多风险越高。与不饮酒的女性相比，每天喝一杯酒（50ml）的女性乳腺癌患病风险仅有非常小的上升，但当女性每天喝酒3杯以上，患病风险就变成1.5倍。这种风险对于喝红酒、啤酒或其他烈酒都是一样的。而少量饮用含酒精饮料（每天少于一杯）不会显著影响患乳腺癌的患病风险。所以，如果您喝酒，请注意节制。

（6）放射线暴露：曾在儿童或青年时接受胸壁放射治疗的女性

也是乳腺癌的高危人群。比如,一名接受过胸部淋巴结放疗的霍奇金病女性患者,特别是如果她当时不到 30 岁,其此后患乳腺癌的风险是其他人的 5 倍。但请注意,平时偶尔检查时(如乳腺钼靶或胸部 X 线)接触的放射线剂量不会造成显著的乳腺癌患病风险上升。

(7)乳腺癌病史:曾患有乳腺癌的女性具有更高的再次患乳腺癌的风险,其另一个乳房的乳腺癌发生风险是普通女性的 3~4 倍。此处说的是再次患乳腺癌,而不是原来乳腺癌的复发。这种风险在具有乳腺癌家族史和首次被诊断乳腺癌时小于 40 岁的女性中增加得更明显。

(8)乳腺增生和小叶原位癌:上皮增生包括细胞沿着乳腺导管过度生长(导管增生)和沿着乳腺小叶过度生长(小叶增生)。根据显微镜下细胞形态不同,乳腺增生可以分为普通型(典型)或不典型增生。在普通增生中,正常细胞数量增加但排布正常。不典型增生中,细胞不仅数量增加还具有某些异常的特征。对于具有不典型增生的女性,乳腺癌患病风险较正常女性明显增加,为正常女性的 4~5 倍。

小叶原位癌(lobular carcinoma in situ, LCIS)指乳腺小叶中出现异常形态的细胞。这些细胞仍被局限在小叶的膜内而没有扩散到周围乳腺组织中。小叶原位癌并不常见,常为因其他原因行活检时的意外发现。研究提示,患小叶原位癌的女性此后有超过 5 倍的风险更易发生浸润性乳腺癌,而且可以发生在任何一侧乳房。女性被诊断为小叶原位癌时年龄越小,患乳腺癌的风险会进一步提高。

(9)乳房密度:当乳房具有更多的腺体和结缔组织(致密的组织)及更少的脂肪(疏松组织),其在乳腺钼靶片上显得更致密。而乳房高密度是乳腺癌明确的危险因素,其风险随着乳房密度的增加逐渐升高。乳房密度大于 75% 的女性乳腺癌患病风险增加将近 5 倍。除了风险增加外,致密的乳房组织通过乳腺钼靶更难评估,容易漏诊,往往需要乳腺超声检查进行补充。

3. 流言终结者

很多关于乳腺癌危险因素的错误观念、谣言和未被证实的理论四处流传。以下因素并未被证实对乳腺癌患病风险有显著影响。

（1）止汗剂：有人认为腋下止汗剂会干扰淋巴循环并引起乳腺毒素增加从而引起乳腺癌。目前研究并没有发现应用止汗剂会引起乳腺癌风险升高。

（2）胸罩：有些人认为胸罩也会阻断淋巴循环，但这并没有科学依据。但需要注意的是，胸罩的大小和佩戴方式及时间应该有把控，胸罩大小要合适，不过大也不过小，应将整个乳房收拢在胸罩内，一般不建议 24 小时佩戴胸罩。

（3）咖啡：据报道，女性不喝咖啡后疼痛症状感觉会减轻，有些研究者推测咖啡可能是乳腺癌的风险因素。但科学研究显示饮用咖啡或茶与乳腺癌的风险上升并无关联。

（4）大乳房：乳房大的女性与乳房小的女性具有相同的乳腺癌发生风险。乳房大的女性并不会更容易发生乳腺癌。

（5）乳房假体：很多研究证实乳房假体（隆胸时使用的人工材料）并不会增加乳腺癌的风险，所以目前无论是健康女性进行隆胸手术或者乳腺癌患者进行术后乳房再造都可以使用假体。

三、如何应对乳腺癌的高风险因素

1. 乳腺癌高风险因素是一种两难的境地

处于高风险的女性面临一系列难题，包括：理解相关术语和风险等级，与伤害、毁容、痛苦和死亡打交道，承受传递遗传性疾病风险的愧疚，调节压力和焦虑，作出是否进行预防性治疗的决定。在试图寻求任何降低乳腺癌发生风险的治疗之前，应咨询乳腺科医生对自己的患癌风险进行精确评估。对于有遗传性乳腺癌高风险的女性，遗传咨询可能会有所裨益。然而，在管理照顾高风险女性的最有效方式上，有的医生侧重于密切监视和早期发现疾病，而另一些医生认为重点在于减少风险。

对于乳腺癌高风险女性，更早、更频繁、更仔细地筛查是最为重要的手段。筛查高风险女性通常需要每年两次由医生进行乳房检查和每月一次乳房自我检查，以及每年进行乳腺钼靶和超声检查。此外,对许多高风险女性,也可以选择磁共振成像检查发现更小的病变,但并不是常规推荐。对于明确携带 BRCA1/2 致病突变的女性还可以通过预防性手术切除和化学预防来降低患乳腺癌的风险。但这些手段都各有其优点和风险,决定采取何种方式是一个非常个人的决定,请仔细咨询您的医生和遗传咨询师后慎重决定。

2. 遗传性乳腺癌的预防

(1)遗传性乳腺癌的发病风险:5%~10% 的乳腺癌被认为是遗传性的,是因遗传了父母的一个基因变异(突变)导致的。最早被发现的遗传性乳腺癌基因是乳腺癌 1 号基因(BRCA1)和乳腺癌 2 号基因(BRCA2)。这两个基因突变阳性加在一起可以解释约 45% 的遗传性乳腺癌,但仅占总体乳腺癌的 1.5%~3%。我国目前尚无大规模人群统计结果。这里值得一提的是,并不是 BRCA1 基因和 BRCA2 基因突变存在的家系中每一个成员都会遗传到这些突变,这也是为什么遗传检测对家族中的每个人都是有帮助的。仅有检测到已知基因突变的家系成员的乳腺癌风险会增加。对于那些没有携带突变基因的女性,其患病风险并不高于女性正常水平,也不会将突变遗传给自己的孩子。

(2)遗传性乳腺癌的预防治疗:对于携带 BRCA1/2 基因致病性突变的女性,可以通过规律筛查、预防性手术切除和化学预防来降低患乳腺癌的风险。其中,更早、更频繁、更仔细地筛查是最为重要的手段。携带有 BRCA1/2 致病性突变的女性应在 18 岁就建立乳腺健康意识,从 25 岁开始进行每年或半年一次的乳腺体检以及 B 超、钼靶检查,也有专家建议可以应用乳腺磁共振检查提高乳腺癌筛查的灵敏度。这种加强版的筛查能够更早地发现病变,提高治愈的可能。化学预防是指通过使用药物降低携带 BRCA1/2 致病突变的女性患乳腺癌或乳腺癌复发风险,比如,研究发现他莫昔芬可能降低携带 BRCA1/2 致病突变的女性患乳腺癌的风险。患乳腺癌高风险的女性更愿意采取更加积极的预防措施来降低她们的风险,即"预防性乳房切除术"。这项手术因安吉丽娜·朱莉(Angelina Jolie)采用而被广受关注,这种手术和 BRCA1/2 基因检测的风靡被称为"The Angelina

Jolie Effect"（安吉丽娜·朱莉效应）。

（3）预防性乳房切除术：预防性乳房切除术是通过切除一个或全部乳房而减小患癌风险的手术，是降低携带 *BRCA1/2* 致病突变女性患乳腺癌的风险的手段之一。手术方式最常见的是双侧乳房切除，乳房的皮肤可能被保留，乳头也可能保留，大多数女性还会在手术后选择乳房再造，维持乳房的良好形态。随着乳房整形技术的进步，再造后的乳房可能具有更好的外形。

虽然早在 20 世纪 20 年代就开始讨论预防性乳房切除术，但在 20 世纪 60 年代和 70 年代之前，预防性乳房切除术并不常见，直到乳房假体再造变得可行，并且医学界对一些家庭患乳腺癌的风险有更清晰的认识后，乳房预防性切除术变得常见起来，甚至欧美国家医疗保险都能覆盖这项手术；但在我国乳房预防性切除术接受度并不高，不仅仅在高危人群中接受度不高，在外科医生群体中认可度也不高，需要对遗传性乳腺癌展开更为广泛的研究，首先帮助医生接受并认可，之后才会在高危人群中进行推广，慢慢让大家接受这项治疗。

（4）预防性乳房切除术的风险与获益：国外研究表明，双侧乳房预防性切除术对降低患乳腺癌风险非常有效，能够将高危人群因乳腺癌死亡的风险降低 56%。美国顶级医疗机构梅奥诊所的研究人员在 1960—1993 年之间，对比了有乳腺癌家族史并做过预防性双侧乳房切除术的女性和没有做过此项手术的女性。在随访的 214 名高风险并做过双侧预防性乳房切除术的女性中，14 年中仅发生过 3 例乳腺癌。在这一时期高风险女性中，有 30 例乳腺癌发生。可见，预防性乳房切除术使患乳腺癌的风险降低了 90%，并且也显著减少因乳腺癌而死亡的人数。相反，与预期的 19 人死亡不同，现实中仅有 2 人死亡。后来的研究也确认预防性乳房切除术可以降低 90% 的乳腺癌风险或更多，即使高危女性不是 *BRCA1/2* 基因致病性突变携带者。其他的研究发现，曾患过乳腺癌并且另一侧乳房也有患癌风险的妇女，对侧预防性乳房切除术可以显著降低再次乳腺癌的发生。而携带 *BRCA1/2* 致病性突变的男性，并没有研究证明，预防性乳腺切除术能降低其患乳腺癌的风险。

即便如此,应注意的是,预防性乳腺切除术并非携带 *BRCA1/2* 致病突变女性都需要采取的措施,也不能完全避免乳腺癌的发生。大多数妇女的乳腺组织广泛分布在胸壁上,延伸到腋窝,甚至到锁骨。因此,移除所有乳腺组织是不现实的。乳腺癌仍可能在剩余的少量乳腺组织中发生发展。不仅如此,预防性乳腺切除术本身也可能带来手术和全身麻醉的潜在风险。与任何大手术一样,预防性乳房切除术可能在刚刚手术后或者手术几个月几年后,导致一些身体并发症,其中乳房植入物(即假体)的问题是最常见的关注问题之一。除了潜在的身体并发症,预防性乳房切除术可能带来的心理和社会影响也是术前需要考虑的问题。这可能需要患者与医生充分沟通,慎重考虑手术可能带来的收益与风险,才能作出决定。

可见,是否进行乳腺的预防性切除是需要每个人深思熟虑的问题,即便具有明确家族史、携带 *BRCA1/2* 致病性突变或者一侧已经发生乳腺癌的女性也是如此。在国外,作出这样的决定需要咨询乳腺外科医生、整形外科医生、遗传咨询师以及心理咨询师的建议,而在国内遗传咨询尚在起步阶段,这三个角色往往由乳腺外科医生一人承担,因而更需要患者(高危人群)与医生的深入沟通。

【小结】本章带领大家初步了解乳腺良性疾病的一些临床表现,乳腺癌的患病风险因素;同时也了解了个人可以为乳腺健康作出的努力,在之后的章节,还会对一些大家关注的问题展开讨论,带领大家逐渐了解乳腺疾病。

(齐立强　刘嘉琦)

第三章　乳腺癌的遗传

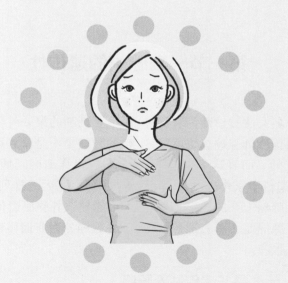

早在古罗马时代，乳腺癌就被认识到具有家族聚集性。19世纪中期，一位著名的法国外科医生描述了自己家族中多发的乳腺癌病例。进入现代社会后，两个主要因素解释了家族性乳腺癌这个世纪谜题。其一是20世纪后半叶，乳腺癌的家族史和相关家系成员的血液样本被认真收集。其二是基因技术的发展使得科研人员能够研究乳腺癌家系。这些都发生在过去的25年内，未来还会取得越来越多的进展。本章将详细介绍乳腺癌的遗传以及由此引发的相关医疗问题。

第一节　乳腺癌的遗传性

当一名女性被诊断为乳腺癌，医生要判断的第一件事就是她是否属于遗传性乳腺癌。也就是说，她的肿瘤是不是家族遗传的异常基因造成的。回答这个问题，需要临床医生详细询问病史，寻找家系成员；遗传学家作出巨大的努力，详细研究基因的排列，解释基因异常与乳腺癌家系的关系，最终确定可能导致乳腺癌遗传的病因。

按乳腺癌是否具有遗传性，可将乳腺癌分为非遗传性乳腺癌和遗传性乳腺癌。

一、什么是非遗传性乳腺癌

一名女性有1~2名亲属患乳腺癌并不能说明她的家族有巨大的遗传问题。在大多数具有乳腺癌家族史的女性中，并没有一个特异性遗传基因导致肿瘤的发生。相反，很多增加乳腺癌的风险因素可能在其中起作用。乳腺癌在某些家族中更容易发生可能是因为她们有共同的生育与生活方式相关的危险因素。这些女性患乳腺癌的风险要比具有乳腺癌相关遗传突变的女性低很多。如果一名女性仅有母亲或姐妹患乳腺癌，而其他亲属均没有患乳腺癌，也没有发现有相关基因突变，那她在 70 岁前发生乳腺癌的可能性为 7%~18%。乳腺癌的患病风险随着患乳腺癌亲属的数量增多而增高，但仍低于那些携带已知基因突变的女性。这些乳腺癌称为非遗传性乳腺癌。

二、提示潜在遗传性乳腺癌的信息有哪些

在遗传性乳腺癌诊断的过程中，第一步就是详细采集家族史，以下信息往往提示有遗传性乳腺癌的可能。①母方或父方家系中有亲属患乳腺癌；②一方家系中有多名女性被诊断为乳腺癌（很少见父母双方均为乳腺癌家系）；③女性年轻时被诊断为乳腺癌（小于 50 岁）；④家系中有亲属患卵巢癌；⑤家系中有男性亲属患乳腺癌；⑥家系中有女性亲属同时患乳腺癌与卵巢癌；⑦德系犹太人后裔。

三、什么是遗传性乳腺癌

5%~10% 的乳腺癌被认为是遗传性的——因遗传了一个基因上的变异（突变）导致的。很多此类基因被发现，被称为肿瘤易感基因。首先被发现的遗传性乳腺癌基因是乳腺癌 1 号基因（*BRCA1*）和乳腺癌 2 号基因（*BRCA2*）。这两个基因的缺陷加在一起能解释约 45% 的遗传性乳腺癌，占总体乳腺癌的 1.5%~3%。

（1）*BRCA1* 基因：*BRCA1* 基因（位于 17 号染色体）的缺陷能解释约 30% 的家族聚集性乳腺癌；同时，也能解释大多数乳腺癌和卵巢癌并存家系中的乳腺癌。带有 *BRCA1* 基因突变的女性，在 70 岁前，约有 54% 的可能发生乳腺癌和 39% 的可能发生卵巢癌。当携带有 *BRCA1* 或 *BRCA2* 基因突变的女性被诊断为乳腺癌，其还有更高的风险在对侧乳房再次发生乳腺癌。后者的风险水平取决于其首次被诊断为乳腺癌的年龄，随着年龄增加风险逐渐降低。当一名女性在 40 岁前发生乳腺癌，之后 25 年内她另一侧乳腺癌发生率约为 60%。

BRCA1 基因缺陷还可能与输卵管癌和原发性腹膜癌的风险增加有关。携带 BRCA1 基因突变的男性，其前列腺癌患病风险增加 3 倍。

(2) BRCA2 基因：BRCA2 基因（位于 13 号染色体）的突变能够解释约 15% 的遗传性乳腺癌。携带 BRCA2 基因突变的女性，在 70 岁前，约有 45% 的可能发生乳腺癌和 16% 的可能发生卵巢癌。BRCA2 基因突变还可能与其他肿瘤的风险增加有关，包括前列腺癌、胰腺癌、膀胱癌、胃癌及皮肤癌、黑色素瘤。BRCA2 基因缺陷的家系成员男性乳腺癌发病率也会增加。

(3) BRCA 基因的作用：BRCA1 基因和 BRCA2 基因是人类共有的抑癌基因。正常来讲，在细胞内它们调整活性帮助减少肿瘤发生。BRCA 基因产生的蛋白能够帮助检测和修复正常细胞分裂过程中发生的 DNA（遗传物质）损伤。当一个 BRCA 基因发生变异（突变），DNA 修复过程就会出现问题，基因缺陷就会被积累下来。这使得异常细胞不断增加，导致肿瘤发生。BRCA1 基因和 BRCA2 基因都是很大的基因，编码巨大的蛋白质。在这两个基因上，有超过 1 500 种不同的突变被报道。比如，在德系犹太人中发现的一个突变是在基因的 6 000 个碱基中发生了 2 个碱基的缺失，这个小小的缺失导致乳腺癌易感性升高。能导致蛋白质缺失或无功能的突变均与乳腺癌患病风险增加有关。BRCA1 基因缺陷导致的乳腺癌具有更高的肿瘤侵袭性——肿瘤细胞异形性更高（高级别），并且常为雌激素受体阴性。BRCA2 基因相关性乳腺癌更可能为雌激素受体阳性，与非遗传性乳腺癌类似。雌激素受体状态是确定乳腺癌治疗最佳方式的诸多因素之一。

(4) BRCA 基因的发现：很多年来，研究显示具有严重乳腺癌家族史的女性比没有家族史的女性有更高的乳腺癌患病风险。1994 年，研究者发现了第一个与遗传性乳腺癌明确相关的基因——BRCA1。寻找导致乳腺癌的基因从研究乳腺癌多发的家系入手。通过研究这些家系，研究者发现乳腺癌在家系成员中的遗传模式，即常染色体显性遗传。科技的进步使得研究者能够分析并寻找导致家族遗传性乳腺癌的突变基因。20 世纪 90 年代，一组科学家发现了家系

中的早发乳腺癌与 17 号染色体某个区域的关联,这一区域被称为
BRCA1。4 年后,该区域被缩小到发现突变的特定基因。这个发现
使得 *BRCA1* 基因突变检测得以发展。1996 年实现了第一个商业化
的 *BRCA1* 基因突变检测。1995 年 *BRCA2* 基因被发现在 13 号染色
体上。

  BRCA1 基因和 *BRCA2* 基因被发现之前,具有严重乳腺癌家族
史的女性往往被认为是遗传突变的携带者,但并没有方法对其进行
检测。随着基因测序与检测技术的发展,很多女性能够接受基因突
变检测,医生根据结果制订医疗决策。值得一提的是,并不是存在
BRCA1 基因和 *BRCA2* 基因突变的家系中每一个成员都会遗传到这
些突变。这也是为什么要进行遗传检测,仅检测到已知基因突变的
家系成员患乳腺癌风险增加。那些没有携带突变的女性,其患病风
险并不高于女性的正常水平,也不会将突变遗传给自己的孩子。重
要的是,*BRCA1* 基因和 *BRCA2* 基因仅能够解释一部分的遗传性乳
腺癌。研究者仍在研究其他乳腺癌易感基因。

  (5)致病基因的遗传概率:*BRCA1* 基因和 *BRCA2* 基因突变以
常染色体显性遗传的方式遗传。也就是说,一名患者的父亲或母亲
的两个等位基因具有一个正常的拷贝和一个异常的拷贝,其中一个
拷贝会传递给子女,因此,每个孩子有 50% 的概率会遗传到该基因
突变。因为男性和女性均有 17 号和 13 号染色体,所以基因突变可
以来自父方或母方,而父方的家族史经常被忽略。携带乳腺癌相关
的基因突变会使患病风险显著提高,但并非一定发病。有些携带
BRCA1 基因或 *BRCA2* 基因突变的女性肿瘤早发、多发,也有携带突
变的女性很晚发生肿瘤或根本不发生肿瘤。*BRCA1* 基因或 *BRCA2*
基因突变携带者的肿瘤易感性的差异有很多解释。首先,基因突变
发生在基因的不同位置会导致不同的患病风险。其次,其他风险因
素,如女性的生育因素,也可能影响基因突变相关的乳腺癌风险。生
活方式因素也会影响遗传易感性,并且其他基因会与 *BRCA* 基因相
互作用从而改变个体的患病风险。

  (6)*BRCA* 阴性家系:在很多具有遗传性乳腺癌的家系中,*BRCA1*

基因和 *BRCA2* 基因检测结果提示阴性（未发现致病突变）。在这些家系中，可能存在某个造成肿瘤发生的基因，但目前还不能找出这个基因。这种情况下，发生肿瘤的女性被认为是这种基因突变的携带者，而未发生乳腺癌的家庭成员不能确定是不是突变携带者。在超过 50% 的遗传性乳腺癌家系中，其中起作用的基因是未知的。即使 *BRCA1* 基因和 *BRCA2* 基因检测结果为阴性，遗传咨询也是有意义的。随着遗传技术的进步，越来越多的乳腺癌相关基因及其检测方法被发现。同时遗传咨询师还能帮助找出降低乳腺癌风险的办法。

第二节　遗传咨询与检测

被认为具有高风险携带乳腺癌相关遗传基因突变的女性常向遗传学家寻求肿瘤风险评估。遗传学家是基因与遗传专业的医学专家。遗传评估包括遗传咨询和检测两部分。对于乳腺癌和其他女性肿瘤（例如卵巢癌），基因检测包括某些特定的基因，一般指 *BRCA1* 基因和 *BRCA2* 基因。基因检测可以帮助医生判断是否存在遗传突变增加携带者的患癌风险。此外，还能让大家了解自己在一生中患某种病的可能性。基因检测作为一种重要工具，能够帮助医生计算患乳腺癌的风险。但是，它只是乳腺癌风险综合评估方案的一个组成部分，并不能代表全部风险。

一、哪些人应该做遗传检测

1. 家族中乳腺癌或卵巢癌患者是首选的遗传检测候选人

医生一般仅会建议具有乳腺癌家族史、可能携带 *BRCA1* 基因或 *BRCA2* 基因突变的女性进行基因检测。推荐的基因检测从家族中的乳腺癌或卵巢癌患者开始，因为这些患者最有可能携带基因突变。如果这些患者检测到基因突变，那家系中的其他成员就可以检测同一突变位点。被发现携带有相同突变的家系成员就是通常所说的乳腺癌风险增加的突变携带者。而基因检测阴性的家系成员具有与正常人群相同水平的乳腺癌患病风险。

2. 高度可疑遗传乳腺癌家系成员可以作为特殊情况下的备选检测人群

如果无法对已经患乳腺癌或卵巢癌的家系成员进行基因检测，则可以检测没有患病的成员。如果检测发现了一个会增加乳腺癌风险的已知突变，那这个人也是患病风险增加的突变携带者。如果没发现突变，可能有很多解释：可能家系中确实有 BRCA1 基因或 BRCA2 基因的突变，但恰好接受检测的人都不是携带者，因而没检测到；可能这个家系中确实没有 BRCA1 基因和 BRCA2 基因的突变，而是有其他乳腺癌相关基因的突变（被称为 BRCA 阴性家系），但这些基因还不能进行检测。这种情况下，检测的人可能是携带者，也可能不是。很明显，不同情况下乳腺癌的患病风险是不同的，因此基因检测结束后咨询遗传咨询师非常重要。

二、遗传咨询

1. 乳腺癌遗传咨询的主要目的

当健康人得知自己可能是基因突变携带者时，会有很多疑问，将面临患癌症风险增加的一系列影响，为了让他们更好地理解这一切，一般会推荐进行遗传咨询。咨询团队一般包括遗传咨询师、护士、医生、心理学家和社会义工。遗传咨询的主要议题是向咨询者解释其携带 BRCA1 基因和 BRCA2 基因突变的可能性。这种可能性主要根据每个人的肿瘤家族史和自身的肿瘤病史进行推断。

2. 遗传咨询中涉及的其他问题

（1）基因检测的局限性、风险与收益；

（2）对风险的看法和检测的意愿；

（3）关于基因、遗传和风险的知识；

（4）基因检测的过程；

（5）筛查与预防方法；

（6）隐私和保密问题；

(7)遗传检测带来的心理和情绪影响。

3. 遗传检测费用

对于很多女性,基因检测费用是其关心的主要问题。不同情况下,费用是不同的。家系中首先进行检测的女性,目前的检测费用在美国为 3 500 美元,我国一般为 3 800~5 000 元。这是因为 *BRCA1* 和 *BRCA2* 都是很大的基因,而且突变会发生在整个基因的任何位置。当一名女性检测结果为阳性并发现了一个特定的突变,她的亲属仅需要检测这个特定位点,这个费用较低,一般在美国需要 500 美元,我国需要 500~1 000 元。家系其他成员检测费用较低的原因是遗传学家知道了具体在哪里检测突变。对于德系犹太女性,最初的检测是筛查三个该人群最常见的基因突变位点,这三个位点导致了该人群 80%~90% 的遗传性乳腺癌和卵巢癌。最初的检测费用约 600 美元,但这种检测方法在我国并不适用。该检测结果为阴性的女性可能需要选择更全面的基因检测。

很多医疗保险能覆盖或部分覆盖这项检测。但也有的健康计划中并不包括,而且很多女性并不希望保险商知道她们进行过检测,担心基因检测可能会引起保险歧视,少数的这种情况确实发生过。进行筛查和基因检测的患者或家属可以与医生或保险商沟通,了解自己该如何选择。

4. 遗传咨询门诊可以为大家提供哪些帮助

当大家就诊于遗传咨询门诊,可能会有很多问题。您可以咨询自己关心的所有问题,包括:①在哪里可以做基因检测?②基因检测费用是多少?③基因检测费用保险能报销吗?④何时能拿到检测结果?⑤除了本人,还有谁会知道检测结果,这是否会影响获得保险?⑥全家人,包括孩子,是否都应该进行基因检测?⑦这些信息可能会对本人和家庭关系造成什么影响?⑧如果检测结果是阳性,还能做什么?

5. 要不要做基因检测

是否进行基因检测是个人的选择。很多女性选择了解自己的风险状态,即是否存在基因突变,并因此感到解脱,因为这些信息使她们获得掌控感。她们相信,这些信息将帮助她们制定正确的决策。部分女性会担心保险公司、工作和花费等因素。对于大部分女性,基因检测这件事会带来情绪改变,这也是为什么遗传咨询非常重要的原因。

三、基因检测结果解读

当咨询者面对阳性或阴性检测结果时,需要考虑一些因素。当决定接受基因检测,医疗机构将为被检测者选择和制定合适的检测,并抽取血液样本。该项检测是单纯的血液检测,一般 1~4 周后即可得知结果。之后遗传咨询团队将与被检测者面对面就检测结果进行讨论。

1. 遗传检测结果阳性

当检测结果提示 *BRCA* 基因发生致病突变,了解到检测结果后,被检测者可能会经历一系列的反应。①终于了解自己患病风险状态而感到解脱。知道面对的问题后,可以付出努力采取降低风险的办法,如行预防性手术或药物治疗。②为可能发生癌症感到焦虑。前文提到,*BRCA1* 基因和 *BRCA2* 基因突变携带者发生乳腺癌和卵巢癌的风险会增高,可能会感到焦虑,遗传咨询师或医生将帮助理解这些风险和个人选择。③家庭关系紧张。一些亲属可能不希望知道家系中发现了基因突变。但亲近的亲属间很难保守这个秘密。应当自己思考是否及如何将检测结果与亲属分享。④因将基因突变遗传给孩子而感到内疚。得知基因检测结果后,可能会害怕子代也遗传该基因突变。⑤担心健康保险歧视。在美国,《2008 年联邦遗传信息反歧视法》保护进行遗传检测的个体。禁止保险公司因基因检测信息取消保险或提高保险金额。相信未来随着中国遗传咨询体系的成熟,国家也会出台相应的保护法案来保护公众的合法权益。

2. 遗传检测结果阴性

BRCA1 或 *BRCA2* 基因突变的家系中,基因检测阴性的女性,可能会有如下反应:①因自己患癌风险没有增加而感到解脱。当您的家庭中有一个已知的突变,而您不具备这个突变,您可能会因自己的

乳腺癌患病风险并不高于正常人群感到松了口气。②"幸存者"样的内疚感。检测结果为 *BRCA* 阴性可能会产生一种内疚感,特别是当您亲属的检测为阳性结果时。

【小结】通过本章内容,可以初步了解对于乳腺癌整体而言,遗传性乳腺癌占总患者群体的比例还是少数的,不必因为亲属中出现乳腺癌就过度担忧;但可以在乳腺癌遗传方面多做了解,提高防范意识,为自己和家人的乳房健康尽自己的努力。

(刘嘉琦)

第四章　乳腺疾病的影像学检查

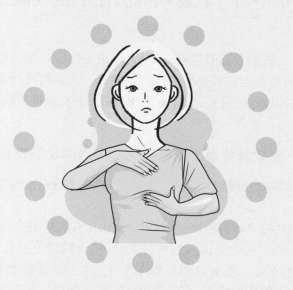

乳腺的影像学检查包括乳腺 X 线摄影（俗称钼靶检查）、乳腺超声检查和乳腺磁共振检查。乳腺影像学检查是临床医生的得力助手，可以帮助乳腺科医生探查到许多临床查体无法探查的疾病，是临床医生的"千里眼"和"顺风耳"，本章将带领大家初步了解不同乳腺影像检查方法的特点。

第一节　乳腺疾病影像学检查概述

广大女性朋友都有这样的经历，无论是健康查体还是因为乳腺发现异常，经常会被医生要求做各种检查。大多数情况大家并不了解为什么要做这些检查，为什么不能只做一种检查就解决问题，本节将为大家一一解答。

一、影像学检查可以帮助确定乳房肿块的存在

1. 乳腺自检摸到肿块，需要做什么检查来进一步明确是否真的有肿块

如果乳腺可疑有肿块，首先应尽快去医院乳腺中心、乳腺外科或普外科就诊。医生会询问病史并触诊，初步判断是否有肿块；如果有肿块，会初步判断肿块的良恶性。医生也会根据病史及触诊情况进一步做乳腺影像检查，一般会选择乳腺 X 线摄影和 / 或超声检查。对于乳腺 X 线摄影及超声检查无法解决的问题，进一步进行乳腺磁共振检查（简称乳腺 MRI）。通过医生的触诊及影像学检查，基本能够确定乳腺是否有肿块及肿块的初步性质。

2. 体检想检查乳腺是否正常,需要做什么检查

乳腺触诊可以发现少部分乳腺异常;与触诊相比,影像学检查能够更敏感地发现乳腺病变。体检中的乳腺影像学检查一般会选择乳腺 X 线摄影和乳腺超声。青年人一般首选乳腺超声检查;中老年人选择乳腺 X 线摄影或超声都可,二者均做更好,能够互相补充影像信息。另外,有乳腺癌家族史的人,也可预约乳腺 MRI 进行筛查。

二、乳腺 X 线摄影、超声和磁共振检查的准确性

乳腺 X 线摄影、超声和磁共振是乳腺常用的三种影像学检查方法。三者各有优劣势,相互补充。

1. 乳腺 X 线摄影

乳腺 X 线摄影主要优势在于发现并评价乳腺钙化,相当一部分乳腺病变会有钙化,X 线摄影较其他两种方法能更准确地评价钙化是良性的还是可疑恶性的。但是,乳腺 X 线摄影因摄片时乳腺组织重叠而无法发现一些肿块,尤其对腺体发育致密的乳腺更容易漏诊;另外,乳腺 X 线摄影本身有辐射,但 X 线辐射剂量是在安全范围内的,规范使用对人体无有害影响。

2. 乳腺超声检查

与乳腺 X 线摄影相比,乳腺超声检查的主要优势在于能够更好地区分软组织病变、检查便捷、无辐射,但不能准确显示及评价钙化。医生经常将乳腺 X 线摄影与超声检查作为优势互补的黄金搭档。影响超声检查结果准确性最重要的因素是医生,超声检查医生的诊断水平直接影响最终检查结果的准确性。

3. 乳腺磁共振检查

乳腺磁共振检查较前两种检查更容易发现病变,几乎不会遗漏病变,甚至几毫米的病变都能发现。但其检查费用相对前两者更贵、检查时间更长(一般约半小时),而且需要静脉注射对比剂;另外,目前乳腺磁共振检查发现的微小病灶定位相对困难。

三、乳腺影像报告中的 BI-RADS 分类或分级

1. BI-RADS 分类的定义

乳腺影像检查后受检者会得到一份书面报告,报告中经常会对乳腺的病变情况进行 BI-RADS 分类(也有报告中会用"分级"一词,按照目前的行业规范用法应使用"分类"一词)。BI-RADS 是 Breast Imaging Reporting and Data System(乳腺影像报告及数据系统)的缩写,是一个由美国放射学会制定的乳腺影像报告术语描述及病变分类系统,乳腺 X 线摄影、超声及磁共振的报告均统一使用这一系统。目前该分类系统已在国际范围(包括中国)广泛使用。

2. BI-RADS 分类的临床意义

根据 BI-RADS 分类,影像医生会根据乳腺影像所见及个人经验,将影像结果分为 0~6 类:①BI-RADS 0 类,主要用于因病变显示不全面而无法评价的情况,需要结合进一步检查;②BI-RADS 1 类,未见异常;③BI-RADS 2 类,良性;④BI-RADS 3 类,良性可能(恶性的可能性 ≤2%),建议隔期复查观察病变的变化;⑤BI-RADS 4 类,可疑为恶性,需要进一步病理组织学检查:BI-RADS 4 类又分为 3 个亚类别,恶性的可能性依次递增:4a,恶性的可能性>2% 且 ≤10%;4b,恶性的可能性>10% 且 ≤50%;4c,恶性的可能性>50% 且 ≤95%;⑥BI-RADS 5 类,高度可疑为恶性(恶性的可能性>95%),需要进一步病理组织学检查;⑦BI-RADS 6 类,已取得病理证实的恶性病变。

从以上分类可见,分类数值越高并不代表病变恶性度越高,除 BI-RADS 0 类、1 类、6 类外,剩下的 2~5 类只是提示恶性的可能性有多大,注意是可能性不是恶性度。所以,BI-RADS 3~5 类的病变都有可能是恶性的,只是恶性的可能性多少不同,数值越高可能性越大。

(姜 蕾)

第二节 乳腺 X 线摄影

乳腺 X 线检查俗称乳腺钼靶,是专门针对乳腺的 X 线照片,在乳腺癌筛查、早期发现、降低乳腺癌死亡率方面起重要作用。根据不同的检查目的,乳腺 X 线检查可以作为常规体检的一部分,或对有症状的患者作为诊断检查的一部分。它能够发现各种表现的良恶性肿块以及各种乳腺内的钙化,这些发现需要专业的乳腺 X 线诊断医生进行解读和评估,以确定其性质或帮助确定是否需要进一步检查来明确。欧美国家从 20 世纪 80 年代开始实施大规模乳腺 X 线筛查,2021 年英国公布的数据显示,乳腺钼靶筛查项目使乳腺癌死亡率降低了 38%。乳腺 X 线与超声在中国女性乳腺检查中是并行的两项基本检查方式,因年龄、腺体情况等不同,诊断能力因人而异。一般情况下,年龄越大乳腺 X 线检查对乳腺癌检出越适用,而年龄越小越适于超声检查,但也需要根据每个人具体情况考虑。本节将为大家详细介绍乳腺 X 线检查在乳腺疾病诊治过程中的作用。

一、乳腺 X 线检查流程和优缺点

1. 乳腺 X 线检查如何做,需要做什么准备

乳腺 X 线(钼靶)检查使用一个特殊的 X 线设备,该设备仅能用于乳腺部位的检查。操作该设备的技师会要求受检者站立(对无法保持站立的患者或需行特殊操作时可能会采用坐位),面对检查设备,然后由技师轻柔地将一侧乳腺托起放置在设备上一个不透明托板上,用另外一个透明托板给予适当的压力将乳腺尽量压平。保持这个姿势直到拍照曝光完成(通常不到 1 分钟),然后由技师更换机器夹板方向或更换另一侧乳腺进行同样的操作。常规检查每侧乳腺分别采用两个位置(夹板上下压迫和夹板内外斜向压迫),两侧乳腺共需拍照 4 次。有时因为病变位置特殊或拍照质量不良,需增加拍

照。由技师确认后台电脑上显示的黑白图像照片质量合格、可以传给医生进行阅读诊断,检查结束。

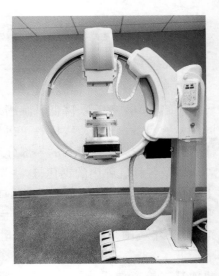

钼靶机器示意图

　　这种检查对大部分女性来说可能不太舒适,一些人会感觉很疼痛,这是夹板压力所致。但为了获得最佳的图像质量,必须使用一定的压力将乳腺尽可能压平,里面的腺体才能尽可能展开,有利于其内病变的显示。整个检查时长很短,这种不适感也会随检查结束很快消失。所以,如果受检者正处在月经期或月经前期,乳腺对碰触和压迫特别敏感,疼痛也会更重,建议避开此时段进行该项检查。

　　另外,检查时需要完全暴露整个胸部,任何外周衣物、首饰、挂件、头发等造成遮挡都会严重影响图片质量。建议检查时穿易穿脱的上衣,最好不要穿连衣裙,首饰需去除。而且不要在胸部涂粉、香水或除汗剂等,皮肤表面的这些物质容易在图像中形成一些假象而导致医生误判。通常来讲,乳腺 X 线检查不需要空腹或其他特殊准备,结束后即可按照要求离开。但如果使用该设备进行一些特殊检查,则可能有特定要求,医务人员在预约检查时会说明。

2. 什么情况下需要做乳腺 X 线检查

　　乳腺 X 线检查是为了发现乳腺内有无异常病变。对有症状的女性(少数情况下也可为男性),比如摸到乳腺内有结节或肿物、乳头有溢液,或新出现的乳头内凹或相邻皮肤增厚,或其他检查认为乳腺内有可疑病变等,医生会建议进行乳腺 X 线检查评估。无任何乳腺相关症状的女性,定期进行乳腺 X 线检查作为体检筛查的项目之一,用以早期发现无症状的乳腺癌。什么年龄开始需要定期做乳腺

X 线检查并无最优选择,大部分机构建议 40 岁以上每年或隔年进行,有些建议年龄为 50~74 岁,一些有乳腺癌家族史或基因突变等高危因素的女性可能需要更早或更密集的检查。

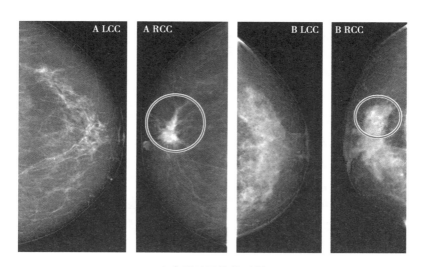

左右乳腺正位片对照

注:A 可见右乳腺恶性肿物(红圈所示),B 可见右乳腺内钙化灶(红圈所示)。

另外,因为每个人的乳腺因发育、哺乳、体内激素等水平不同而在图像上差异很大,X 线检查时应尽量同时进行双侧乳腺的检查,以便让医生能够进行两侧对比,更有利于发现病变。

3. 乳腺 X 线检查有风险吗,乳腺 X 线检查是最准的吗

任何与 X 线成像有关的检查都有放射性辐射的风险,乳腺 X 线检查亦如此。但乳腺 X 线检查使用的是辐射剂量很低的射线,常称为"软 X 线",穿透力非常弱,其带来的诊断效益远远高于这个低辐射风险。X 线投照另一特点是照相曝光结束后 X 线即刻消失,不会"残留"在人体内。目前的大规模人群筛查研究结果均不支持钼靶检查会致癌的假说,但不建议无症状人群短期反复检查(体检筛查建议 1 年或 2 年一次,必要时可 6 个月复查)。对于孕期女性,乳腺 X 线检查的低辐射对胎儿不会产生任何影响。若孕妇极为担心又确实

需行该项检查,可以让技师使用铅护具遮挡腹部。对于哺乳期女性,则不建议进行此项检查,并非因为 X 线辐射影响乳汁,而是因为哺乳期乳房结构致密,不宜受压,且这种致密结构对图像诊断有很大干扰,难以判断有无病变存在。通常建议哺乳结束 6 个月以后再做此项检查。

需要知道的是,乳腺 X 线检查并不总是很准确。实际上,没有任何一种检查能够百分之百确保乳腺没有病变。很多因素会影响病变的显示,包括:腺体密度(一般随着年龄的增长,乳腺腺体退化、脂肪化程度增加,X 线图像显示乳腺密度越低,对病变的检出和诊断越容易,但腺体情况因人而异,同一年龄段的人群腺体密度可能差异很大),病变的位置(比如过于贴近胸壁或靠近腋下,无法进入拍照视野内),病变本身与乳腺正常腺体结构和密度相仿,诊断医师的经验等。年轻女性乳腺致密或医生无法确定病变情况等,可能会告知受检者进行进一步检查以明确诊断,最常见的是超声检查,或需要以前的钼靶检查图片和此次图片进行比较,确认此次发现是不是新出现的问题。有过任何乳腺手术史,比如小切口病变切除、丰胸术后等,均应告知医生,以免误诊。如果受检者被告知是致密型的乳腺,钼靶检查很可能无法检出乳腺内的病灶。

二、如何解读乳腺 X 线检查报告

乳腺 X 线照片为黑白图像,放射科诊断医生通过这些图像寻找可能存在的乳腺内异常病变。病变可能包括:钙化、结节或肿块、结构扭曲、乳头乳晕区增厚、腋下肿大的淋巴结等。每一项上述发现都不能简单视为有乳腺癌的可能,因为这些异常可以见于各种良性病变或恶性肿瘤。比如钙化,是钙质沉积于乳腺导管内或其他腺体组织内,原因很多,大部分是良性的,常见的如老年人乳腺血管壁内钙质沉积形成的钙化、皮肤深层皮脂腺内的钙化、乳腺炎等既往病变遗留的钙化,都是良性的,甚至最常见的良性肿瘤——乳腺纤维腺瘤里也容易钙化,只有一些形态非常特殊的细微钙化可能与乳腺癌有关,需要有经验的医生仔细甄别,患者不要因为乳腺有钙化就过于忧虑。需要知道的是,就目前的检查方法而言,乳腺 X 线仍然是发现和观察乳腺钙化的最佳检查方法。其他各种发现也都存在良性与恶性的可能,比如边界清晰的肿块可能多为良性,而毛刺状的肿块可能多为恶性,医生会发现更多细节并根据经验进行鉴别。

诊断报告通常有两个主要部分:一部分是篇幅较多的"影像所见",医生会描述腺体密度,如有阳性发现会逐一描述其所在的位置、形态、大小等细节,没有异常的阴性描述也会出现;另一部分是"影像结论",医生会综合所见,对病变给予评价,有的会直接给出良性或恶性结论,有的会给出一个 BI-RADS 分类的分值,这也是现行较为普遍的报告方式。BI-RADS 分类中,1~3 类为良性或恶性可能性极低,4 类有恶性可能(可能性为 2%~95%),5 类是比较明确的考虑恶性。如果因年度体检筛查而行乳腺 X 线检查,在结论是 3 类、4 类、5 类时都应去乳腺门诊找医生咨询,尤其 4 类和 5 类。如果是因为有乳腺相关症状按临床医生要求来做乳腺 X 线检查,那么无论报告结果如何,都应该拿到结果后找临床医生继续就诊。

(曹 崑)

第三节 乳腺超声检查

超声作为一种重要的乳腺影像学检查方法,能够检查出多种乳腺疾病。超声可以清楚显示乳房内部的结构。当超声检查发现乳腺肿块时,能够通过观察肿块的大小、形态、内部结构、血流、与相邻组织关系等情况,从而对乳腺肿块的良恶性作出判断。乳腺超声检查具有快速、准确、无痛、无创、价格低廉、可重复操作、可动态观察病变的发展情况等优点,可以安全有效地检测出各种乳腺疾病,准确率较高。乳腺超声检查还能在健康管理过程中动态观察一些疾病的进展变化,从而降低乳腺疾病的漏诊率,提高乳腺疾病的早期诊断率。因此乳腺超声检查一般作为乳腺疾病常规检查的首选项目。本节主要介绍超声检查在乳腺疾病诊疗过程中的作用。

一、乳腺超声检查流程和优缺点

1. 乳腺超声检查前需要做哪些准备，需要空腹吗

乳腺超声检查前一般不需要做特殊准备，也不需要空腹。检查时需要充分暴露乳房，医生会在乳房上涂抹凝胶状的耦合剂，用超声探头扫查乳房，为方便检查，建议受检者穿着容易穿脱的上衣。如果怀疑有乳腺增生，受检者最好在月经干净后1周左右进行检查。如果有乳头溢液的症状，最好在检查前避免挤压乳腺导管，因为充盈的导管有利于检查出导管内是否有肿物，从而查出乳头溢液的原因。检查前应避免乳腺导管造影和穿刺活检，以免造影剂和穿刺出血影响诊断结果。

2. 生理期可以做乳腺超声检查吗，其他女性特殊周期（青春期乳腺发育、孕期、哺乳期、更年期等）可以做乳腺超声检查吗

一般情况下生理期可以进行乳腺超声检查，如果怀疑乳腺增生则建议月经干净后1周进行检查，这样可以分辨是生理性的腺体结构改变还是病理性的增生。其他女性特殊周期如青春期乳腺发育、孕期、哺乳期、更年期等，也可以做乳腺超声检查。例如哺乳期乳腺炎时，需要做超声检查明确是否有化脓等情况。由于不同时期的乳腺在超声图像上的表现各不相同，有些情况下正常的乳腺腺体组织难以和病变组织区分，因此特殊周期的乳腺超声检查结果，临床医生需要结合具体情况进行分析判断。

3. 什么情况下需要做乳腺超声检查

（1）乳腺超声检查适用人群：有乳腺疾病的症状者，如乳房肿块、乳房疼痛、乳头溢液、乳头内陷、乳房皮肤颜色改变等；有乳腺疾病及其他相关病史者，如乳腺增生、乳腺结节、乳腺癌、隆胸术后、生殖系肿瘤等；乳腺癌高危人群，如40岁以上的单身女性、有乳腺癌家族史、长期服用雌激素、长期高脂肪高热量饮食者等；无任何症状的女性，健康体检时也需要做乳腺超声检查。

（2）乳腺超声检查频率：不同人群进行乳腺超声检查的频率也有所不同。一般情况下，健康成年女性或乳腺癌高危人群在无任何症状时，需要每年做一次乳腺超声检查，通常正规体检机构的体检项目中都包

括乳腺超声。如有乳腺增生、乳腺结节、乳腺癌等乳腺疾病的患者,需根据自身病情或按照医嘱,或每隔 3 个月到半年做一次乳腺超声检查。

此外,当出现乳腺疾病的症状时,如乳房肿块、乳房疼痛、乳头溢液、乳头内陷、乳房皮肤颜色改变等,患者应及时就医,进行乳腺超声检查,以免耽误病情。

(3)乳腺超声能检出的疾病:绝大多数的乳腺疾病都可以通过乳腺超声检查出来,例如乳腺炎(尤其是妊娠期、哺乳期乳腺炎,此期更适合做超声检查不宜做钼靶等检查)、乳腺增生、乳腺肿瘤(包括各种良恶性乳腺肿瘤,如纤维腺瘤、脂肪瘤、乳腺癌等)、乳腺导管扩张、男性乳腺发育等。此外,乳腺超声检查还适用于乳房肿物的随诊检查、乳腺癌术后的跟踪复查、乳腺癌保守治疗的效果观察、隆胸术后的复查等。

4. 乳腺超声检查有没有辐射,超声对身体有害吗

超声检查没有辐射,对受检者的身体健康几乎没有影响。超声检查的原理是通过探头发射超声波,穿透人体,遇到组织器官时产生反射,反射回来的回声信号经过机器的处理,医生就看到了图像。超声波是一种人耳听不见的声波,没有辐射。普通的超声检查所使用的超声波对人体几乎没有任何危害。超声波对人体的影响主要表现在某些类型超声波如高强聚焦超声的生物学效应,如热效应、空化作用等,因此用于乳腺检查的超声对人体没有危害。

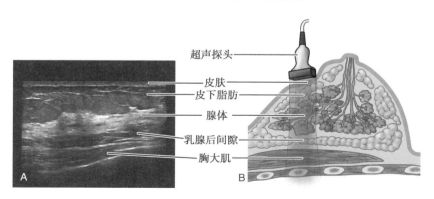

正常乳腺的超声图像

注:A 为超声下显示的乳腺层次结构,B 为对应的解剖示意图。

二、如何解读超声检查报告

1. 乳腺超声检查提示"乳腺增生"是什么意思

乳腺增生在超声下的表现是乳腺腺体明显增厚,腺体内部结构比较紊乱,出现弥漫性的回声增强,或分布不均匀的斑片状以及条索状改变,有时还会形成无回声区的囊性变,表现为囊性结节,这些都是乳腺增生的表现。乳腺增生的超声表现一般与乳腺内部的组织结构相对应,不同类型的乳腺增生病因及其增生的成分不同,表现出不同的超声特点,因此乳腺增生的超声表现多种多样,不能一概而论。根据《乳腺超声若干临床常见问题专家共识(2018版)》,我国超声报告中多见"乳腺增生"的结论,是不准确的。因为乳腺增生症可以表现为多种影像学改变,包括单纯性囊肿、腺瘤样结节、腺病改变等,这些改变在BI-RADS分类中已经纳入不同类别。因此目前的专家共识建议超声诊断中不提示乳腺增生症。

2. 乳腺超声检查提示"乳腺结节"是什么意思,乳腺结节是良性还是恶性的

乳腺结节是医生对乳腺检查时发现的肿块的一种笼统称呼。"结节"是一个描述性语言,一种对小病灶的统称,它不指具体的某一种疾病,既可能是良性的,也可能是恶性的。乳腺结节形成的原因尚不明确,可能与体内的内分泌情况、激素水平、遗传因素、环境因素等有关。乳腺结节可以分为两类,一类是乳腺增生导致的结节,一般在超声下表现为边界比较清楚、形态比较规则、内部为囊性的无回声或实性回声、内部血流信号不丰富等特点。另一类是乳腺肿瘤导致的结节,可分为良性肿瘤和恶性肿瘤。恶性肿瘤在超声下的特点为:形态不规则,边缘不光滑,呈毛刺样,内部多为实性的低回声,可有微钙化或成簇的钙化点,无包膜,纵横比大于1,结节周边及内部有较丰富血流信号,有的患者还可以扫查到腋窝有肿大的淋巴结。因此超声医生根据结节的大小、形态、边界、回声特点、血流情况等多种因素,可对结节的良恶性作出判断。近年来随着各种超声新技术以及超声引导下穿刺活检的应用,评估和诊断乳腺结节良恶性的准确率已经达到了非常高的水平。

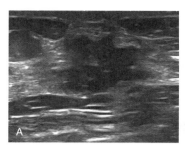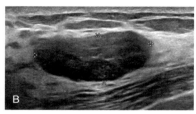

超声检查乳腺结节

注：A. 恶性结节，边界不规则；B. 良性结节，边界规则。

3. 乳腺超声报告中的"外上象限""内下象限""几点方向"是什么意思

有些乳腺疾病，为了更好地明确病灶的位置，人为地在乳房上划出了几条分割线，以乳头为中点，画一条水平线和一条垂直线，形成一个"十"字，这样就把乳腺划分为外上、外下、内上、内下四个象限。

除了将乳腺划分为四个象限之外，临床上还常用另一种定位病灶的方法，即时钟表盘式定位法。这种方式把乳腺看作一个时钟表盘，观察病灶的位置在几点钟方向，距离乳头多远，从而得到病灶更精确的定位。此方法定位精确、完整，便于病变活检、手术介入、临床随访和影像对比，是目前最为常用的方法。

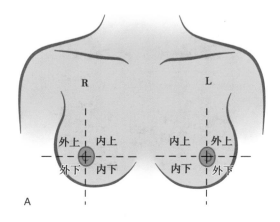

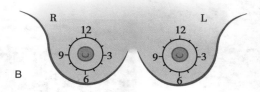

乳腺超声检查常用的位置区分法

注：A 为乳腺象限划分图；B 为乳腺时钟表盘式定位法。

4. 乳腺超声报告中的"低回声""无回声""混合回声"是什么意思

乳腺超声报告中，一般用"低回声""无回声""混合回声"等词语描述乳腺结节是囊性的还是实性的。在乳腺超声的图像中，不同的黑白灰亮度代表不同强弱的回声，而回声的强弱又与结节内部的成分有关。一般"低回声"在超声图像上是比较"黑"的部分，多见于结节内部是实性的，即"实性结节"；"无回声"则是"更黑"的部分，多见于结节内部是液性的成分，即"囊性结节"；"混合回声"表示结节内部含有多种成分，既有实性成分，也有液性成分，即"囊实性结节"。此外还有"强回声"，在超声图像上为很亮的"白点"或"白斑"，一般见于结节内部有钙化的情况。

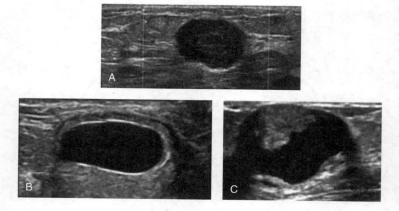

乳腺结节在超声下显示的不同回声

注：A 为低回声（实性结节），B 为无回声（囊性结节），C 为混合回声（囊实性结节）。

乳腺结节是囊性的还是实性的,对判断结节良恶性很重要。一般情况下囊性结节大多为良性的,而实性结节既可能是良性的,也可能是恶性的。因此,乳腺结节内部的回声情况是检查时需要关注的重点之一。

三、乳腺超声新技术

乳腺超声在临床上应用很广泛,除了依靠常规二维超声进行诊断外,目前众多新技术的研发和应用也发挥了重要的作用,提高了超声在乳腺疾病诊断中的应用价值。例如,三维成像能为医生提供更为直观的肿瘤的三维信息和对诊断有重要价值的冠状面信息;自动乳腺全容积扫描技术可短时间内获得乳腺全容积的图像,有助于脱机分析处理和临床读片会诊等;弹性超声成像可获得组织的硬度信息,提高恶性肿瘤诊断的准确率;超声造影技术可以更加安全有效地观察乳腺结节的血供情况,帮助鉴别乳腺病灶的良恶性。

此外,乳腺超声还广泛应用于介入性诊断和治疗,例如有些乳腺结节需要通过穿刺活检明确良恶性,通过超声引导,能清楚地看清穿刺的过程,大大提高了穿刺的准确率,因此乳腺超声又被形象地称为"医生的眼睛"。还有一些微创治疗技术也需要乳腺超声作为引导,如囊肿的硬化治疗、乳腺结节的微波消融治疗、乳腺结节的旋切治疗等,这些微创治疗方法相比传统手术具有创伤小、美观等优点,也越来越受到人们的青睐。因此,乳腺超声在介入性诊断和治疗方面有着不可替代的重要作用。

(戴维德　王飞亮)

第四节　乳腺磁共振

磁共振(MRI)是一种利用人体中水分子的氢质子进行成像的安全无创影像检查技术,已广泛应用于人体各部位的成像,包括乳腺。

乳腺 MRI 因软组织分辨率高,能够多角度、多功能参数成像,从而对乳腺疾病的诊断具有非常高的敏感性和较好的准确性,成为解决临床问题,甚至乳腺癌高风险人群筛查的重要手段。本节将介绍磁共振在乳腺疾病诊疗过程中的作用。

一、乳腺 MRI 检查的流程和优缺点

1. 乳腺磁共振检查怎么做,需要多长时间

乳腺 MRI 检查前,护士会在肘静脉扎入套管针,以备扫描时连接注射器。乳腺 MRI 检查时受检者俯卧位趴在扫描床上,前胸需要袒露,胳膊上抬。扫描床的胸部位置有一个中空的架子,乳腺会悬垂其中,这样有利于乳腺完全展开。检查时扫描间内 MRI 设备的噪声较大,医生会给受检者戴上耳塞。受检者趴在检查床上检查时要保持姿势不动,以免图像模糊。检查耗时 20~30 分钟。

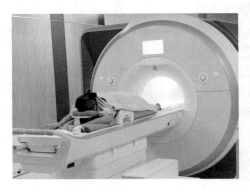

乳腺 MRI 检查患者体位

2. 乳腺 MRI 检查需要注意什么

需要进行乳腺 MRI 检查的受检者在预约该检查时将得到一份检查须知单,其中会详细介绍乳腺 MRI 检查的注意事项。包括:①进入检查室前必须去除佩戴的或衣物上的一切金属物质,尤其铁磁性物质。铁磁性物质,如硬币、别针、打火机,会飞向磁体,造成受检者及设备的损伤。②体内任何无法摘除的置入物都要告知医护人

员,由他们判断是否可进行 MRI 检查,如助听器、人工耳蜗、心脏起搏器、骨科固定钢板、血管支架、避孕器等。③是否有幽闭恐惧症,即在封闭空间内感到过度恐惧。因为 MRI 检查时受检者处于 MR 系统的狭小检查孔中,幽闭恐惧症患者常不能忍受这种狭小局促的空间,从而出现呼吸困难、心悸等不适。④是否怀孕,MRI 是一种安全的检查方法,但是否会对胎儿(尤其 3 个月以内胚胎)产生影响尚不清楚。另外,乳腺 MRI 检查需要通过静脉注射对比剂,MRI 对比剂可通过胎盘进入胎儿体内,因此不主张孕妇使用对比剂。⑤肾功能是否异常。乳腺 MRI 需用对比剂,对比剂会经肾脏排泄,如果肾功能异常达到一定程度就不能正常排泄对比剂。所以肾功能异常者如需使用对比剂应谨慎。⑥肩关节因各种原因(比如肩关节炎)而无法上抬。因乳腺 MRI 需要俯卧位、胳膊上抬到头顶,才能做出清晰的图像,胳膊无法上抬者难以配合完成检查。⑦是否为过敏体质,如果有药物或食物或其他物质过敏的病史,需告知医生。部分人对 MRI 对比剂过敏,但过敏率极低,所以如果既往有过敏史,需谨慎使用 MRI 对比剂。

3. 什么情况下需要做乳腺 MRI 检查

当遇到其他乳腺影像学检查方法解决不了的问题时,医生会建议患者做乳腺 MRI。另外,乳腺癌高风险人群也可用乳腺 MRI 进行体检筛查。

4. 乳腺 MRI 检查有辐射吗,结果准确吗

与 X 线摄影及 CT 检查不同,乳腺 MRI 无 X 线辐射。如果受检者无乳腺 MRI 检查的禁忌证,则该检查安全可靠。受检者需要详细阅读医院提供的 MRI 检查须知,如实确认是否有须知中提到的情况。

乳腺 MRI 是乳腺影像学检查中敏感性最高的方法,甚至能发现几毫米的病变;一般来说,MRI 诊断准确性较高,但也会受到图像质量及影像医生诊断经验的影响。

5. 乳腺 MRI 检查使用的对比剂有副作用吗

乳腺 MRI 检查必须使用对比剂,会使病变显示得更清楚。对比

剂在检查时经肘静脉注入。MRI 对比剂是较安全的影像诊断用药，肾功能正常情况下会经肾脏排泄掉。副作用很小，少数患者会发生过敏，极少发生严重不良反应。

6. 月经会影响乳腺 MRI 检查吗

乳腺是激素敏感器官，会随着月经周期有一定的变化，这些变化会反映在乳腺 MRI 图像上，有时会对医生解读图像造成干扰。因此，如果临床情况不紧急、可以选择 MRI 检查时间时，应尽量选择月经周期的第 7~14 天（以月经开始时间为第 1 天）进行 MRI 检查，这样会降低正常乳腺本身对解读图像的干扰。但在临床情况较紧急时，也可不选择时间、随时进行乳腺 MRI 检查，一般情况下不会影响医生对病变的判断。所以，月经不会影响 MRI 检查，一般也不会影响图像质量，但在可以选择时间的情况下应选择月经周期的第 7~14 天进行检查更好。

7. 乳腺 MRI 检查影响哺乳吗

注射 MRI 对比剂后，绝大多数药物通过肾脏排泄，3 小时会排泄掉 75%。对于哺乳期女性，仅有极少量通过乳汁排泄，被婴儿摄取的概率就更低了，因此注射 MRI 对比剂后可以正常哺乳，无须中断。如果担心极少量对比剂被婴儿摄取，可以在注射对比剂 24 小时后再给婴儿哺乳，这样就完全不用担心了。

二、如何解读乳腺 MRI 检查结果

乳腺 MRI 检查非常复杂，包括很多技术流程，但影像科医生会将所有复杂的医学影像流程简化在报告中。MRI 检查报告与超声检查报告结论类似，也可以将乳腺病变分为囊性、实性和囊实性，同时会给出病变的 BI-RADS 分类标准，根据分类标准可以初步判断乳腺病变的良恶性，临床医生会给出进一步的治疗意见。特殊情况下，当病变只出现在 MRI 检查中时，MRI 检查医生、超声检查医生和临床医生会共同对病变进行会诊，给出进一步的处理意见。

【小结】本章主要帮助大家了解乳腺疾病的影像学检查方法，通常情况下超声检查和乳腺 X 线摄影是临床检查和健康筛查的首

选,当这两项检查仍有疑问时可进一步通过 MRI 检查明确乳腺的疾病状态。临床医生和影像科医生会通过各项检查综合分析,给出疾病的临床诊断,对于需要进一步明确诊断的可请病理科医生提供帮助。

（姜　蕾）

第五章　乳腺疾病病理诊断

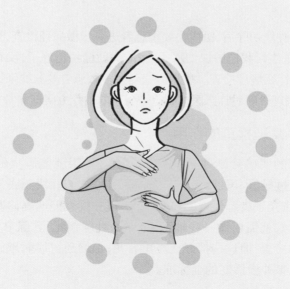

病理诊断对绝大多数人来说都是陌生的,但在医疗界病理科医生常常被称为"医生的医生",他们是疾病的最终诊断者。也有人说病理医生相当于一个法官,他的判决与患者的"生与死"密切相关。本章将带大家走进病理诊断的世界,了解病理诊断。

第一节　病理检查简介

　　乳房肿块切除后,医生会要求患者进一步做病理检查,有的患者会有疑问:医生帮我把肿块切除了,我的病就已经治好了,没有必要再花冤枉钱做什么病理检查。病理检查对大多数患者及家属来说是非常陌生的,但病理诊断对临床医生制定进一步的治疗方案却非常重要。

一、病理检查的作用

　　肿瘤的明确诊断并不是临床医生看一眼就能解决的。有经验的医生经过触诊,可以判断肿块的大概性质,但肿块到底是恶性还是良性,还是介于良恶性之间,单凭医生摸一摸就能明确诊断是不可能的。这时候就需要做一些辅助检查,如乳腺钼靶、乳腺 B 超、磁共振等影像学检查,但这些都好比雾里看花,最终还得靠病理诊断。病理诊断是乳腺肿瘤诊断的金标准。

二、病理检查怎么做

　　病理检查,简单来说,就是将手术切除或穿刺取得的肿瘤组织进一步经过专业的处理、制片及染色等步骤,制成一张病理切片(一张小小的玻璃片,上面贴有薄薄一层染了漂亮颜色的人体组织),病理医生通过显微镜下观察组织细胞的形态特征,明确肿瘤的性质。如果是良性的,手术切除肿块就达到治愈的目的了;如果是恶性的,仅仅手术切除是不够的,还需要进一步扩大手术切除范围,术后还要进行其他治疗。但是对于有些"做了伪装"、形态上不典型的病变,上述常规的处理也不能解决问题,还需要做更多的病理辅助检查(包括免疫组织化学染色、特殊染色、基因检测等)来进一步明确肿瘤的性质。病理检查最终能告诉临床医生肿块的良恶性,肿瘤的类型(都是乳腺癌,但长相可以千差万别),肿瘤的分化程度(分化低,恶性程度就高),肿瘤的分期(分期越早,预后越好,医患的共同目标就是把肿瘤扼杀在摇篮里),经过手术肿物是否已经切干净等。这些对疾病的诊断、治疗方法的选择和预后具有非常重要的价值。外科医生根据病理检查结果决定是做一个局部肿块切除的小手术,还是做一个根治性的大手术。肿瘤内科医生根据病理结果给患者制定药物治疗方案。如果没有做病理检查,外科医生无法准确确定手术范围,内科医生无法提供准确治疗方案。因此,一个好的病理诊断,是取得良好治疗效果的前提,只有明确诊断才能对症下药。

三、病理检查结果多久才能拿到

很多人都会把病理科和检验科混为一谈,觉得病理检查就像普通的血、尿常规化验一样,只要把标本放到机器里,很快就能出结果。但它其实需要一系列的操作步骤,像接力赛一样,由病理医师和技师交替工作、共同完成。

有的患者会问:为什么和我一起手术的病友,3 天就知道结果了,我却要等一周,甚至半个月?

病理科工作的大致流程:当天接收到的标本,先由技术人员进行核对登记,再由病理医生进行取材,即通过病理科医师的眼睛判断哪些是可能的病变区域,取其"精华",去其"糟粕",病理医生为此都练就了一双火眼金睛。他们要把病变的组织切成 2.0cm × 1.5cm × 0.2cm 大小的组织块,装入特制的小塑料盒子里(包埋盒)。因为组织块无法直接放在显微镜下观察,必须经过特殊处理制成一张薄薄的病理切片,所以切好的组织块要交给专业的病理技师进行处理。病理技师将装有组织块的包埋盒放入专用机器(全自动脱水机),经过固定、脱水、浸蜡等一系列步骤,花费一整夜的时间,第二天早晨病理技师再将组织块包裹在蜡液中(包埋),使其冷却凝固成具有一定硬度的长方块(蜡块)。接下来就是切片,病理技师用切片机将蜡块切成3~5µm厚的薄片,这个过程有点类似超市或肉店切羊肉片的操作,但要比切羊肉片精细得多。切下来的蜡片铺展在玻璃片(载玻片)上,蜡溶解后里面的组织片厚度相当于人头发直径的1/10。随后,出了"肉铺"再进"染坊",将切好的组织片放入自动染色机给细胞上色,中心的细胞核染成蓝色,外面的细胞质染成红色,红蓝对比鲜明,更容易观察。染好色的组织切片交给病理医生,通过显微镜下观察,根据组织细胞的形态特征得出病理诊断。如果遇到疑难或少见奇怪的病例,还需要高年资的医生讨论,查阅其他专家或同行有没有类似的研究和报道,往往还要通过进一步辅助检查(包括免疫组织化学、特殊染色、基因检测等)才能得出最终病理诊断。所以,出具一份病理报告短则三天,长则一周甚至半月不止。

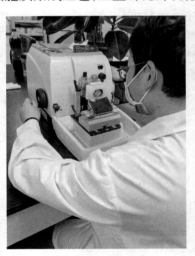

病理切片机示意图

第二节　乳腺癌患者需要做的病理检查

对于乳腺肿块的患者,常见的病理检查包括穿刺活检、术中冰冻和术后常规组织病理。病理诊断及预后相关的检查还包括免疫组织化学染色、特殊染色及基因检测。

一、乳腺穿刺活检

乳腺穿刺活检一般在超声引导下,用粗细不等的针穿入肿块内获取组织或细胞进行病理学检查,分为细针穿刺和粗针穿刺两大类。细针穿刺使用的是平时打针用的注射器,患者感觉就像打针一样。其优点是快速、简便、创伤小,缺点是穿刺获取组织／细胞的数量相对较少,有时数量有限的情况下不能明确诊断。粗针穿刺需要直径更大一些的套管针,穿刺的组织相对较多,利于肿瘤的诊断,缺点是有一定的创伤性,穿刺部位易出血,并且出报告的时间会比细针穿刺长。另外,穿刺活检是在患者清醒状态下进行,很多患者会感到害怕、紧张,有一定的心理压力。但只要了解穿刺是怎么一回事,这些顾虑就可以打消了。近年来,细针穿刺和粗针穿刺在术前病理诊断中应用越来越广泛,越来越多的患者会同时做细针和粗针穿刺,两者相辅相成,相互补充。如果穿刺结果明确是乳腺癌,临床医生会进行下一步的手术治疗或化疗后再行手术治疗等。

一部分患者因为特殊原因会先进行化疗,在化疗的过程中,医生会根据治疗效果选择再次穿刺,通过再次穿刺结果判断疗效或更改化疗方案。

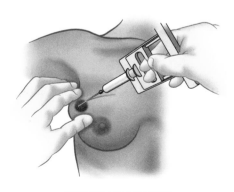

病理细针穿刺示意图

二、术中冰冻

1. 什么是术中冰冻，为什么手术突然被叫停而要等待冰冻切片病理结果

医生口中的术中冰冻，也称术中快速病理，是将手术中切除的组织在类似于冷冻箱的冰冻切片机中快速冷冻切片、染色后供病理医师进行病理诊断。不同于前文提到的常规石蜡切片染色，冰冻的制片全过程都是病理技术员手工完成的。病理科接收到标本后，半个小时内要迅速作出诊断，主要作用是快速判断组织良恶性，帮助手术中的医生确定手术范围及手术方式，或告诉主刀医生病变到底有没有"切干净"。对患者来说，术中快速病理可以尽量避免手术"没切干净"的二次手术之苦。

具体到乳腺肿瘤患者，术中冰冻常用于乳腺癌保乳手术切缘状态评估及前哨淋巴结转移情况的判定。前哨淋巴结是乳腺癌转移的第一站，术中冰冻可以快速、及时、有效判断淋巴结内有无癌细胞转移。如果前哨淋巴结没有癌细胞转移，就可以选择单纯乳腺切除或保留乳腺手术，无须清除腋窝淋巴结（即淋巴结清扫术）。保乳手术的患者，手术切缘干净，也无须再扩大切缘。此外，对于手术前乳腺穿刺活检无法明确诊断良恶性的病变，也可以通过术中冰冻来诊断，并由此决定手术的范围及方式。

2. 有了术中冰冻，为什么还要做耗时较长的常规组织病理

术中冰冻仅是一个初步大致的判断，特点就是快，但精准度不及常规组织病理诊断。通常医生对冰冻剩余的组织也出具一份常规病理报告，并定期统计二者诊断的一致率。虽然国内外报道的术中冰冻诊断准确率在95%~97%，但很多疑难病例，即使是常规病理石蜡切片也很难诊断，冰冻切片更无能为力。此外，肿瘤的其他信息，如具体类型、分化程度、分级等，术中快速病理无法得知，需要术后常规病理诊断的最终结果。

第三节 乳腺恶性肿瘤病理分类

一、乳腺的正常结构

乳腺与遍布人体的汗腺、口腔内的唾液腺及耳道内的耵聍腺等是近亲,都由大汗腺衍生而来,具有大汗腺的组织学特点。形象地说,乳腺就像是一棵枝繁叶茂的大树,由导管(逐级分支的主干和树枝)与小叶(茂密的树叶和叶柄)组成。开口部位是输乳窦,它是大导管的开口,位于乳头部位,在近开口处膨大隆起。输乳窦往下是大导管,逐级分支为中导管、小导管以及小叶。小导管分小叶外小导管(细树枝)和小叶内小导管(叶柄),两者区分的关键是周围的间质(环境)。小叶的间质是特化性间质(特殊环境),对雌激素、孕激素有反应,随着激素水平的高低而改变,也就是随月经周期而变化,其显微镜下的组织学形态表现为疏松纤细、颜色比较淡。而小叶外间质一般不受激素影响,在显微镜下呈致密红染。小叶内导管向下延续分支成为多个终末导管,或称为腺泡,这就好比最末端繁茂的树叶。之所以有不同的名称,与其不同的功能状态有关。哺乳期,终末导管有乳汁分泌,此时称为腺泡;静止期没有乳汁分泌时则称为终末导管。小叶内导管及腺泡/终末导管合在一起构成乳腺小叶,每侧乳腺有15~25个小叶,每个小叶都是一个独立的腺体单位,最重要的功能就是在哺乳期分泌乳汁。

乳腺组织学最重要的就是终末导管小叶单位,是乳腺肿瘤特别是乳腺癌好发的部位。终末导管小叶单位通常由两层细胞构成,即内层的腺上皮细胞,功能是在哺乳期生产乳汁;外层的肌上皮细胞,位于腺上皮和基底膜之间,是腺上皮的底座支撑,收缩可以有助于乳汁的排出。完整存在的双层结构是乳腺良性病变的组织学标志,恶性病变会出现肌上皮细胞的消失或不完整,因此肌上皮细胞的存在与否是乳腺良恶性病变鉴别诊断的重要指标。

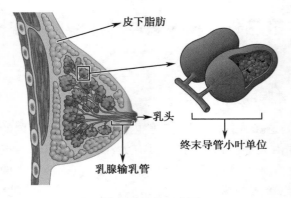

正常乳腺结构示意图

二、乳腺癌的发展过程

对乳腺的基本结构了解之后,我们再来看看乳腺肿瘤是怎么回事。很多患者都会问:乳腺肿瘤不就分为良性肿瘤和恶性乳腺癌吗?还有啥分类呢?

良性肿瘤切除后不再涉及进一步的治疗,也不会对患者造成更多的损害,大家更关心的其实就是"癌"。老百姓口中的"癌"往往指医学专业角度上讲的所有恶性肿瘤,而医学上的"癌"是指来源于上皮组织的恶性肿瘤,命名时就在其来源组织名称之后加个"癌"字。比如来源于肺腺上皮的称为肺腺癌;来源于皮肤鳞状上皮的称为皮肤鳞状细胞癌。因此,乳腺癌其实是指乳腺上皮组织发生的恶性肿瘤,而不是人们认为的乳腺的所有恶性肿瘤。具体来说,乳腺恶性肿瘤除了乳腺上皮组织来源的乳腺癌以外,还包含乳腺其他组织来源的恶性肿瘤,如乳腺间叶组织来源的血管肉瘤、纤维肉瘤、平滑肌肉瘤、脂肪肉瘤等;淋巴造血组织来源的淋巴瘤,而淋巴瘤里还有很多种类,这里就不一一列举了。当然,乳腺恶性肿瘤中最常见的是乳腺上皮组织来源的乳腺癌,终末导管小叶单位是其主要发病部位。

　　前面介绍过,乳腺癌起源于终末导管小叶单位,其特点是具有双层结构,内层为腺上皮细胞,外层为肌上皮细胞。我们来打个比方:正常的腺上皮细胞是一群生活在一座小城(终末导管小叶单位)里安居乐业的居民。在各种因素的综合作用下,个别人黑化(恶变)成了暴徒(肿瘤细胞),这一小撮暴徒就是我们常说的导管上皮不典型增生。暴徒们不甘心囿于一小块领地,他们对城内的居民要么洗脑同化,要么消灭异己,不断扩张自己的势力,很快小城就被暴徒占领了。但因为守城的士兵(肌上皮细胞)和城墙(基底膜)构成了坚实的防御,暴徒们不能冲出小城对周边地区造成威胁,这就是导管原位癌。

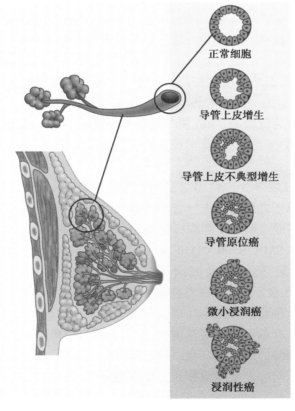

乳腺癌的发展过程

但是暴徒不可能善罢甘休,他们会想尽一切办法冲击防御工事,一旦小城的防御被突破,暴徒们冲出桎梏,就会到处作恶,侵蚀破坏周围正常的乳腺组织,甚至进入城外的小河(淋巴管或血管)顺流而下到达更远的地方安营扎寨(转移),这就是更为凶险的浸润性乳腺癌。

三、乳腺癌的分类

1. 导管原位癌

导管原位癌又称导管内癌,是一种非侵袭性、具有黏附性的肿瘤上皮细胞的增生,局限于乳腺终末导管小叶单位内,是非特殊类型浸润性乳腺癌的前身。它是一组变化多样的病变,从表现方式、组织病理学特征、生物标记物、遗传和分子形态上都不一致,并且其发展为浸润性乳腺癌的风险也各不相同。即使是同级别的导管原位癌病变,内部形态结构也存在差异。传统上导管原位癌按病变结构分为5种主要类型:粉刺型、筛状型、实体型、微乳头型及乳头型。按细胞核级别分为低级别、中级别及高级别导管原位癌。高级别导管原位癌,细胞的异型性大(奇形怪状)、核分裂很明显,常出现中心粉刺样坏死。

(1)乳腺导管原位癌与浸润性癌的鉴别:导管原位癌与浸润性癌均起源于乳腺的终末导管小叶单位,区别就在于有没有肌上皮细胞。可以通过肌上皮细胞标记物的免疫组化染色(如P63、calponin、SMMHC、SMA、S100、CD10等)证实肌上皮细胞是否存在。肌上皮细胞存在就是导管原位癌,不存在就是浸润性癌。

(2)乳腺导管原位癌与普通型导管上皮增生的鉴别:普通型导管上皮增生是终末导管小叶单位良性上皮细胞黏附性增生。其实,终末导管小叶单位的双层结构中,除了管腔内被覆的腺上皮细胞和腺上皮外围绕的肌上皮细胞以外,还有腺上皮之间散在的干细胞以及由干细胞向腺上皮细胞和肌上皮细胞分化过程中的中间细胞(也称为前身细胞)。再回到小城居民的比喻上来,小城居民中成年人(腺上皮细胞)占绝大多数,其次是守城士兵(肌上皮细胞),而婴幼儿(干细胞)和少年(中间细胞)的比例并不高。但婴幼儿及少年成年后大多会留在城里工作,一小部分被选拔去做守城的士兵。如果因为一段时间内小城经济富足、物产丰富,人口出生率打破既往平衡,出现一个生育高峰,那么小城里婴幼儿和少年的比例逐渐多于成年人,这就是普通型导管上皮增生。普通型导管上皮增生,本质就是定向干细胞(干细胞及前身细胞)的病变,表现为细胞数量的增多,这种定向干细胞会表达免疫组织化学标记物 CK5/6。因此在普通型导管上皮增生时,CK5/6 阳性表达,呈弥漫性或镶嵌状;而在导管原位癌中,因为是腺上皮细胞的肿瘤性增生,往往不表达 CK5/6,这是两者鉴别的要点。

(3)乳腺导管原位癌与导管上皮不典型增生的鉴别:两者鉴别的要点是肿瘤细胞累及终末导管小叶单位的病变范围不一致。在导管上皮不典型增生中,是多个导管的一部分受累,少于 2 个导管的完全受累或肿瘤累及范围 ≤ 2mm。而导管原位癌是 ≥ 2 个导管的完全受累或肿瘤累及范围 > 2mm。通俗一点解释,导管上皮不典型增生就是暴徒(肿瘤细胞)仅占领了部分城区和街道,还没有形成能与守城士兵(肌上皮细胞)对抗的能力和规模。

(4)小叶原位癌:是起源于终末导管小叶单位的黏附性差的细胞,非浸润性肿瘤性增生(暴徒们不拉手不抱团,虽然排在一起,但总是单兵作战),伴或不伴有末端导管的派杰氏样累及(即暴徒们并不是以大的团伙出动,而是像列兵一样排成一列,沿着城墙侵占小城)。终末导管小叶单位中 > 50% 的腺泡被肿瘤细胞填充。低倍镜下小叶结构存在,一个或多个小叶的腺泡由于细胞的增殖导致不同程度扩张。分为经典型小叶原位癌、多形性小叶原位癌及旺炽性小叶原位癌三种亚型。抗体 E-cadherin 表达缺失是所有形式小叶原位癌的特征性免疫组织化学表现,同时抗体 P120 呈现细胞质阳性。而在导管原位癌中,E-cadherin 强阳性表达,同时 P120 呈现细胞膜阳性,这是两者免疫组织化学鉴别的要点。

(5)小叶原位癌与非典型小叶增生的鉴别:两者鉴别的要点是肿瘤细胞累及终末导管小叶单位的病变范围不一致。在非典型小叶增生中,终末导管小叶单位中<50%的腺泡被肿瘤细胞填充;而在小叶原位癌中,>50%的腺泡被肿瘤细胞填充。二者的关系和前文提到的导管原位癌与导管上皮不典型增生是一致的。

2. 浸润性乳腺癌组织学分类

浸润性乳腺癌是一组异质性的恶性上皮性肿瘤,绝大多数为腺癌,以浸润性生长及有远处转移倾向为特点,根据其生长方式及组织学特征,将其分为十大类型:①浸润性乳腺癌,非特殊类型,曾用名为"浸润性导管癌";②乳腺微浸润性癌;③浸润性小叶癌;④小管癌;⑤筛状癌;⑥黏液癌;⑦黏液性囊腺癌;⑧浸润性微乳头状癌;⑨大汗腺分化的癌;⑩化生性癌。临床工作中最常见的是浸润性乳腺癌,非特殊类型,占所有乳腺癌的 50%~80%。除了这十大类,还有些罕见类型,发生的概率极低,此处不再赘述。

这里还要特别提到一种表现形式特殊的乳腺癌,它有一个洋气的名字乳腺派杰氏病(Paget's disease)。乳腺派杰氏病,又称湿疹样癌,顾名思义,患者乳头及乳晕区的皮肤常呈现湿疹样红斑。它是在乳头及乳晕区的鳞状上皮表皮内出现恶性腺上皮细胞(腺癌细胞)的增生,是一种特殊的乳腺癌,其下方常伴有导管内癌或非特殊类型的浸润性乳腺癌。此病由 James Paget 于 1874 年首先描述而得名,多属于原位癌,没有突破表皮的基底膜,但据统计乳腺派杰氏病中 Paget 细胞对皮肤真皮的浸润占 4%~8%。乳腺派杰氏病的发生通常与基础癌相关,最常见的是非特殊类型的浸润性乳腺癌(53%~64%)或导管原位癌(24%~43%),目前猜测发病过程为癌组织通过输乳管迁移至乳头和乳晕表面的上皮。当没有发现基础癌病变(浸润性乳腺癌或导管原位癌)时,有些学者认为乳头表皮内的 Toker 细胞可

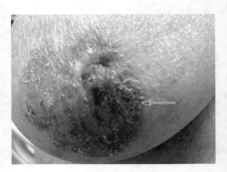

乳头派杰氏病

注:红色箭头所示为乳头乳晕区的皮肤改变

能是该种疾病的前身。单纯乳头、乳晕病变或仅伴有导管原位癌的患者预后良好,伴浸润性癌的患者预后相对较差。

第四节　乳腺良性纤维上皮肿瘤的病理分类

前面谈了那么多恶性肿瘤,其实乳腺良性肿瘤的发生率远远高于恶性肿瘤。接下来就谈谈最常见的乳腺纤维上皮性肿瘤。

乳腺纤维上皮性肿瘤是一种双相性(有两种增生性成分)肿瘤,表现为上皮和间质两种成分的增生,通常包括纤维腺瘤和叶状肿瘤。

一、乳腺纤维腺瘤

纤维腺瘤是一种发生于终末导管小叶单位的局限性良性肿瘤,表现为上皮和间质两种成分的双相增生。乳腺纤维腺瘤常发生于年轻女性,大多<35 岁,可发生在乳腺内的任何区域,也可以是多发性及双侧性。肿瘤界限清楚,肿瘤周围常有一层胶原间质包绕,与周围脂肪分隔。

二、乳腺叶状肿瘤

叶状肿瘤是一种相对少见的纤维上皮性肿瘤,和纤维腺瘤是近亲,因为镜下形成类似阔叶树树叶的分叶状结构而得名。其间质细胞通常较丰富,与纤维腺瘤完全良性的本质不同,根据组织学特征不同分为良性、交界性(介于良性与恶性之间的)和恶性。乳腺叶状肿瘤约占乳腺纤维上皮性肿瘤的 5%,好发于中老年女性(40~50岁),亚洲患者年龄较轻,平均 25~30 岁。乳腺的任何部位(包括乳头和异位乳腺)都可发生,通常是单发,单侧多发和双侧乳腺发生的少见。

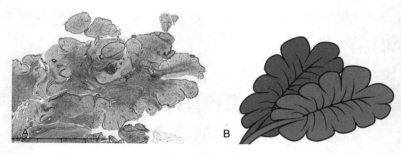

叶状肿瘤的病理结构

注：A 为显微镜下叶状肿瘤的表现，B 为阔叶树树叶。

第五节　乳腺肿瘤病理报告解读

一般患者看到病理报告，基本就蒙了。俗话说：隔行如隔山。一些专业术语对于没有医学背景的人来说，理解起来很困难。但只要了解其中的一些规律和常用语，看起来就不会像天书一样了。本节将介绍乳腺疾病病理报告的相关内容。

一、常规病理报告的组成

1. 基本信息

这一部分是患者的基本信息，如姓名、性别、年龄、送检科室、床号、送检日期、临床诊断、病案号（住院号）、病（检）理编号等。需要注意的是，一名患者一次手术一般只有一个病理号，但如果有术中冰冻，就会有两个病理号：冰冻标本一个病理号，随后切除的手术标本则是另一个病理号。

2. 肉眼所见

肉眼所见即大体表现，比较通俗易懂，就是对送来的标本进行肉眼观察后的描述，对标本及肿瘤组织有个直观的认识。描述内容包括标本的数量、类型、大小、颜色、质地，如果肉眼可以看到明确的病变，病变的大小、颜色、质地、与周围正常组织的界限等也需要进行描述。

3. 病理诊断

病理诊断是病理报告的精华，也是临床医生最关注的。主要包括以下内容：①肿瘤性质/病理类型：良性肿瘤还是恶性肿瘤，具体类型名称，如果是乳腺癌，要明确是哪种类型的乳腺癌。②组织学分级：乳腺癌常用的分级系统是国际通用的 Nottingham 分级系统，根据是否有腺管形成、细胞核多形性及核分裂象数目三项形态学指标进行分级。分为 3 级，Ⅰ 级是高分化，Ⅱ 级是中分化，Ⅲ 级是低分化。分级越高，分化越低，肿瘤的恶性程度就越高，预后相对越差。③肿瘤大小：需要注意的是，如果是浸润癌，肿瘤大小应该是浸润癌成分的大小，原位癌成分不包含在内。④脉管内有无癌栓（癌细胞是否侵犯了血管或淋巴管），有无神经侵犯，皮肤及乳头有无肿瘤浸润，这些与患者的预后及肿瘤分期密切相关。⑤手术切缘情况。⑥病理分期（即报告中显示的 pTNM 分期）：根据肿瘤大小（T）、淋巴结浸润（N）和远处转移（M）进行分期，一般分期越早，五年生存率越高。

4. 辅助检查

病理诊断的辅助检查主要包括免疫组织化学染色及特殊染色等。顾名思义，就是为了明确病理诊断需要做的一些辅助工作，同时，有些免疫标记物与肿瘤的治疗及预后密切相关。

（1）免疫组织化学：免疫组织化学简称免疫组化，是应用免疫学基本原理即抗原与抗体特异性结合的原理，通过化学反应使标记抗体的显色剂显色来确定组织细胞内的抗原，对其进行定位、定性及相对定量的研究。因此，抗体又被称为免疫标记物。

（2）免疫组化的意义：①辅助诊断：免疫组化对判断乳腺肿瘤的良恶性、乳腺原位癌与浸润癌的鉴别、划分不同类型的乳腺癌以及淋巴结微转移的识别都有不可替代的作用。②明确肿物来源：这个是相对特异的，如在乳腺组织中 mammaglobin、GCDFP15、GATA3 等阳性表达，有助于判断是乳腺来源的肿瘤还是其他恶性肿瘤转移至乳腺。虽然少见，但一些恶性肿瘤（例如胃癌）是可以转移到乳腺的。而淋巴结出现转移癌时，上述免疫标记物也可以帮助确定是否为乳腺癌的转移。但这不是绝对的,例如 GATA3 在膀胱尿路上皮癌中也可以表达,所以还要结合病史、形态学及其他指标综合判断。③指导临床治疗及预后评估的指标:与乳腺癌治疗及预后相关的免疫标记物中最重要的有 4 项:雌激素受体(ER)、孕激素受体(PR)、人类表皮生长因子受体 2(Her-2)及肿瘤增殖指数(Ki67)。ER、PR 的表达程度与内分泌治疗相关,阳性百分比越高,染色强度越强,患者进行内分泌治疗的效果越好。若两者都是阴性,则内分泌治疗无效。Her-2 阳性患者可以用相应的靶向药(曲妥珠单抗等)治疗,如果不进行抗 Her-2 治疗,复发转移率高,生存率低。Ki67 阳性百分比越高,提示肿瘤长得越快,预后相对较差,可作为反映肿瘤增殖程度和预后的初筛指标。

此外,临床医生还根据 ER、PR、Her-2、Ki67 的不同表达,将乳腺癌分为 4 种分子分型:Lumina A 型(腔面 A 型)、Lumina B 型(腔面 B 型)、Her-2 过表达型及三阴性乳腺癌。①Lumina A 型:ER、PR 强阳性,Her-2 阴性,Ki67 很低。早期的 Lumina A 型乳腺癌患者往往只需要内分泌治疗即可,不化疗也可以,肿瘤恶性程度低,进展缓慢。②Lumina B 型:ER 和 / 或 PR 阳性,Ki67 很高,无论 Her-2 为何种表达。这一型往往需要全套治疗,不留遗憾。治疗方式有内分泌治疗、化疗或联合靶向治疗。③Her-2 过表达型:ER、PR 均阴性,Her-2 阳性。需要采用靶向药物联合化疗一起使用。④三阴性乳腺癌:即 ER、PR、Her-2 三个指标均为阴性,内分泌治疗和靶向药物治疗对患者的效果都不显著,化疗目前是大部分三阴性乳腺癌患者的首选治疗方案,近年来免疫治疗在三阴性乳腺癌中的治疗效果也越来越多地受到重视,为三阴性乳腺癌患者带来了新的希望。

由此可见,免疫组化是当前临床病理诊断中不可或缺的重要辅助诊断技术,没有免疫组化的开展,很多疾病不能得到确切的诊断,患者也不能得到及时准确有效的治疗。

二、乳腺癌常用免疫组化抗体的解读

1. ER

ER 是一种细胞核转录因子,正常乳腺上皮细胞内存在 ER,表达于细胞核。当细胞发生癌变时,ER 会不同程度地表达或缺失。如果 ER 阳性表达,则该乳腺癌细胞的生长和增殖仍然受内分泌(激素)的调控,称为激素依赖性乳腺癌;如果 ER 表达缺失,则该乳腺癌细胞的生长和增殖不再受内分泌(激素)的调控,称为非激素依赖性乳腺癌。

2. PR

PR 与 ER 是一对亲姐妹,也是一种细胞核转录因子,ER 可以调控 PR 的表达,因此 PR 的存在通常提示雌激素及其受体通道是完整的、有功能的。一旦表达,PR 即被孕激素激活,同样能刺激肿瘤细胞的生长。与 ER 非常相似,如果 PR 阳性,则该乳腺癌细胞的生长和增殖仍然受内分泌的调控,称为激素依赖性乳腺癌;如果 PR 表达缺失,则该乳腺癌细胞的生长和增殖不再受内分泌的调控,称为非激素依赖性乳腺癌。PR 阳性见于 60%~70% 的浸润性乳腺癌。尽管 PR 的表达与 ER 密切相关,但并非一一对应。两者同时阳性预后最好,如一个阳性一个阴性,雌激素阳性预后要好于孕激素阳性。若两者都是阴性,预后相对较差。阳性者可以术后或术前使用内分泌治疗。2020 版美国临床肿瘤学会/美国病理医师学院(ASCO/CAP)诊断指南强调,ER/PR 表达在 1%~10% 的病例,应判断为 ER/PR 低表达,并加以备注。此类患者是否能从内分泌治疗中获益尚不明确,其生物学行为可能与 ER 阴性的肿瘤更为类似,肿瘤科医生会根据患者的其他病理诊断情况综合考虑是否需要内分泌治疗。

3. Her-2(CerbB-2)

人类表皮生长因子受体 2 是一种癌基因。在没有靶向治疗的年代,其过度表达提示患者预后差;同时也提示患者易出现腋窝淋巴结转移,并且 ER、PR 两种激素受体可能缺乏;它在正常的乳腺组织中无明确染色阳性,主要与乳腺癌的治疗预后相关,其表达与乳腺癌分级、淋巴结转移和临床分期呈正相关,表达率越高,预后越差。免疫组化结果分为 0、1+、2+、3+ 四种模式。染色结果与患者治疗药物选择及方案有关,治疗的标准为:①0:评判为阴性,不宜采用靶向治疗。②2+:表明可疑阳性,需要进一步进行原位杂交(ISH)检测,ISH

结果分为阴性和阳性。③免疫组化 1+ 和 2+ 并且 ISH 检测阴性的目前判断为 Her-2 低表达,可以采用靶向药物偶联化疗药物的制剂(比如 T-DM1 或 DS8201)治疗。④若免疫组化结果为 3+ 或 2+ 并且 ISH 检测结果阳性,则表明 *Her-2* 基因为扩增状态,强阳性,宜用靶向治疗。

4. Ki-67

Ki-67 是反映细胞增殖,即细胞生长活跃程度的一种抗原,其表达与肿瘤发生、发展有关,是一个预后不良因素。在浸润性乳腺癌中被广泛应用于预后判断,尤其与淋巴结转移阴性患者的预后相关,也是治疗决策中的重要参考指标,有助于确定是否采用辅助性化学治疗。但 Ki-67 检测及判读的可重复性欠佳,缺乏判读共识及公认的临界值。2011 年 St.Gallen 共识中曾给出 14% 作为临界值,在 2013 年该共识中提出 Ki-67 指数变为 20% 的临界值,但在 2015 年之后的共识中再没有提到 Ki-67 指数临界值的问题。临床医生也知道,Ki-67 免疫组化检测和判读过程中都存在一些问题,因此对患者后续治疗的决策不会仅依赖于 Ki-67。无论怎样,《2021 年中国临床肿瘤学会乳腺癌诊疗指南》仍推荐 Ki-67 作为反映肿瘤增殖程度和预后的初筛指标,其在临床诊治中的作用需要结合组织学分级、ER/PR、Her-2 状态以及其他指标综合判断。

5. E- 钙黏附蛋白

E- 钙黏附蛋白(E-cadherin,E-cad)是钙黏附蛋白分子家族中跨膜蛋白亚型的一种,对维持上皮细胞的完整性、极性、形态和组织结构起重要作用,其表达的缺失可导致细胞连接的破坏,在肿瘤组织中缺失表达提示肿瘤预后差、肿瘤细胞的浸润和转移概率高。E-cad 可作为判断乳腺癌预后的指标,高表达提示预后良好。此外,还可以用于乳腺癌中浸润性小叶癌与导管癌的鉴别,70% 的乳腺小叶癌 E-cad 表达缺失(阴性),而导管癌常常 E-cad 阳性表达。

6. P120

这种蛋白在细胞膜旁细胞质内同 E-cad 相连接,形成复合物,呈紧密连接且结构稳定。若缺乏 E-cad 会导致 P120 在细胞质内蓄积,此时就从正常的胞膜着色变为胞质着色。P120 常与 E-cad 联合判读,在正常乳腺导管或病变导管可出现 P120 和 E-cad 胞膜阳性,而乳腺浸润性小叶癌时 E-cad 表达阴性,P120 呈胞质强阳性。P120 胞质着色可增加乳腺小叶癌的诊断准确性。

7. mammaglobin(乳腺球蛋白)

mammaglobin 是一个乳腺相关蛋白,是分泌素家族成员的远亲。与其他分泌素家族成员不同,mammaglobin 的 mRNA 在乳腺组织中特异表达。其联合 GCDFP-15 在检测乳腺癌的敏感度高达 84%,在鉴定乳腺原发癌和转移癌,或淋巴结转移癌来源时起到至关重要的作用,例如在肺癌中 mammaglobin 为阴性。

8. GCDFP15

GCDFP15 是一种分子量为 15KD 的单体蛋白,也是非常有用的乳腺癌标记物,50%~60% 原发性乳腺癌阳性表达。与雄激素受体联合使用,对乳腺大汗腺癌的诊断意义重大。与 CK7、CK20 联合使用,可用于鉴别原发性乳腺派杰氏病(GCDFP15+)和继发性乳腺派杰氏病(GCDFP15−)。

9. 雄激素受体(AR)

雄激素受体(AR)是配体反应转录调控因子超家族中的成员,乳腺大汗腺癌 AR 阳性表达,ER、PR 表达缺失,通常与 GCDFP15 联合使用。

10. CK5/6

CK5/6 是分子量 58KD 及 56KD 的细胞角蛋白,常用于乳腺导管上皮普通型增生与原位癌的鉴别。在乳腺原位癌或浸润性癌中,CK5/6 表达缺失。需要注意的是,CK5/6 阴性不代表一定就是癌,因为在乳腺大汗腺化生、柱状细胞变性、透明细胞变性、微腺性腺病等良性病变时,CK5/6 也是表达缺失,需要结合形态综合判断。

11. 其他

P63、calponin、SMMHC、SMA、S100、CD10 都是乳腺肌上皮细胞的标志物,对乳腺浸润癌、原位癌及不典型增生的诊断意义重大。

三、乳腺癌其他预后判断和疗效预测因子

除了传统的临床病理及免疫组化参数,近年来提到的其他预后/预测因子包括雄激素受体(AR)、多基因检测平台(21基因检测、70基因检测等)及靶向治疗或家系相关的基因检测(BRCA1/2突变、HER2、EGFR、PIK3CA等)。此外,免疫治疗相关的标志物检测,主要是程序性死亡因子配体1(PD-L1)检测,也逐步在病理科开展应用。

1. 乳腺癌21基因检测意义

乳腺癌21基因可以检测乳腺癌肿瘤组织中21个不同基因的表达水平,该检测能对个体乳腺癌复发风险进行预测,进而决定患者是否需要在内分泌治疗的基础上增加化疗。通过检测21个基因的表达,利用特定的公式计算评分,从而可预测激素受体阳性、Her-2阴性、腋窝淋巴结阴性或1~3枚淋巴结转移的乳腺癌患者的复发指数及接受化疗的效益比。

2. 70基因检测意义

利用基因芯片技术检测70个与细胞增殖、侵袭、转移、血管新生等相关的目标基因的表达,评估激素受体阳性、Her-2阴性、腋窝淋巴结阴性或1~3枚淋巴结转移的乳腺癌患者的预后,为此类患者提供诊疗决策提供帮助。

多基因检测需要专业医师筛选患者,提供检测建议和结果解读。

【小结】经过上述介绍,大家应该对临床医生经常提到的病理诊断和病理科的工作有了一个简单的了解,也希望通过本章内容,帮助大家了解乳腺病理,看到病理报告时,不再是云里雾里,摸不着头脑。也衷心希望大家对医生的工作给予更多的理解和支持。

(何淑蓉　刘龙腾)

第六章　乳腺手术的麻醉

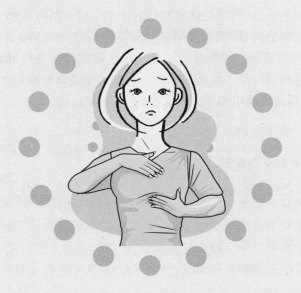

诊断为乳腺肿块的患者,常常需要通过进一步手术明确诊断或者治疗。与手术相伴的,患者会遇到一些麻醉相关的问题。本章通过一些患者常有的疑问来说一说乳腺手术相关的麻醉问题。

第一节　常见乳腺疾病手术的麻醉方式

粗略地分,目前针对乳腺部位的手术主要有两种麻醉方式:全身麻醉和局部麻醉(周围神经阻滞、局部浸润麻醉),每种麻醉方式都有很多形式和其对应的用途。究竟选择全身麻醉还是局部麻醉,要根据患者的病情及手术性质来考虑。麻醉医生选择麻醉方式有一个基本原则,即能用简单的方式和药物,就不用复杂的。

一、局部麻醉

1. 局部浸润麻醉

局部浸润麻醉指将局麻药注射于手术区的组织内,阻滞神经末梢而达到麻醉效果。这种麻醉方式操作简单,常由手术医生完成,对患者的循环和呼吸系统基本没有影响,安全性较高。一般比较小且表浅的肿物可以采用局部浸润麻醉,如果肿物过大或位置过深,局麻药无法完全浸润肿块,局麻药浸润不充分,手术过程中患者就可能有痛苦。

2. 区域阻滞麻醉

区域阻滞麻醉指将局麻药注射到外周神经干的附近,通过阻断神经冲动的传导,使该神经所支配的区域被麻醉,这一过程需要麻醉医生完成。近年来随着超声技术在麻醉领域的应用,麻醉医生可以精准地阻滞胸壁相应神经,达到手术侧胸壁麻醉的效果。这种麻醉方式局麻药用量较局部浸润麻醉少,但阻滞范围更广泛,也是乳腺小肿块可选的麻醉方式。这项麻醉技术对麻醉医生及设备要求较高,不是所有麻醉医生和医疗机构都能提供此种麻醉选择。

二、全身麻醉

全身麻醉指麻醉药物经呼吸道吸入或静脉注射进入患者体内,产生中枢神经系统的抑制,表现为神志消失、全身痛觉丧失、遗忘、反射抑制和肌肉松弛的状态。全身麻醉对身体产生的抑制是可以控制和调节的,是可逆的过程。当药物被代谢或从体内排出后,患者的神志及各种反射便会逐渐恢复。目前的全麻技术已经比较成熟,术中镇痛完全、苏醒迅速,安全性较高。当患者乳腺肿块较大或已经确诊为恶性肿瘤需要进行乳腺全切、淋巴结清扫等大范围手术时可以直接选择全身麻醉。

当然,具体到每一位患者时,麻醉医生会根据患者的具体情况、手术的大小等,制定相应的麻醉方案。麻醉方案可能是不同技术的联合应用。例如,对于局部小肿物常常将局部麻醉与术中适当镇静的方法相结合,让患者在浅睡眠状态下舒适地睡一觉就完成了整个手术过程,以减少患者的痛苦和紧张情绪。又如,将区域阻滞麻醉与全身麻醉联合使用,既减少了术中全身麻醉药物的用量,又可以缓解患者的术后疼痛,大大提高患者的整体舒适度。这样的复合麻醉方案更符合现代加速康复外科的理念。

第二节　麻醉前的准备

在手术麻醉真正开始实施前,麻醉医生已经开始了他们的工作。尤其对于需要进行全身麻醉的患者,麻醉医生一般会在手术前一天,对患者进行术前访视,了解患者的基本情况。

一、麻醉前访视

常常有患者不理解麻醉医生为什么会问很多问题,明明住院的时候已经采集过病史了,为什么不能直接看病历记录呢? 这是因为手术和麻醉会在短时间内对人体的生理功能产生很大影响,麻醉医生术前要充分了解手术患者的身体状况。除了在手术中确保患者无痛、舒适外,麻醉医生更重要的是时刻监护和维持患者的生命安全。患者既往的病史可能会对麻醉医生制定麻醉方案和术中麻醉管理决策产生重要影响。而手术医生采集的病史和麻醉医生的关注点有所不同,所以麻醉医生还要再对患者进行术前访视,进一步问诊。一般来说,需要了解的内容包括:评价患者的心、肺、脑等重要脏器功能、既往疾病史、既往手术麻醉史、近期用药史、过敏史等。充分了解这些情况可以帮助麻醉医生对手术麻醉过程中发生的情况作出快速、准确的判断和治疗。

二、签署麻醉同意书

由于个体差异及合并基础疾病不同,每个患者对麻醉的耐受和反应都不一样,麻醉过程中可能出现意外和并发症的风险不同。任何麻醉都伴随一定的风险,作为患者及家属,有必要也有权利充分了解麻醉存在的风险,这就是为什么手术患者都要进行麻醉前谈话并签字的原因。麻醉医生会根据每个患者的身体状况不同,着重交代具体的风险大小,与患者沟通后选择更恰当的麻醉方式。所以大家一定要重视和正确对待这一过程。

三、术前禁食禁饮

手术前患者会被告知禁食禁饮,这是什么意思呢? 简单地说,手术患者在接受手术或检查前一段时间内不要进食各种食物、水或饮品。这是保证患者安全的重要措施,是麻醉医生高度重视的问题。

1. 术前随意吃喝会有什么危险

术前短时间内吃喝最主要的危险是反流造成误吸。患者在麻醉或深度镇静的状态下，一些保护性反射功能会被抑制，当胃里残留的食物或胃液反流到口咽部误入呼吸道内，便会引起呼吸道梗阻、气道痉挛以及吸入性肺炎，造成患者通气换气功能障碍，严重者甚至窒息死亡。术前禁食禁饮有利于胃内容物的排空，减少胃液分泌，从而降低围手术期胃内容物反流导致的误吸风险。

2. 术前禁食禁饮的时间需要多久

目前国内大多数医院遵循传统的方式，即从手术当日的午夜起，停止进食一切固体或流体食物。但这并没有考虑到固体食物和清澈液体在胃内排空速度的不同。中华医学会麻醉学分会发布的《成人与小儿手术麻醉前禁食指南(2014)》建议手术麻醉前禁食的时间如下（表 6-1）：

表 6-1 《成人与小儿手术麻醉前禁食指南(2014)》建议手术麻醉前禁食的时间

食物种类	禁食时间 /h
清饮料	2
母乳	4
牛奶和配方奶	6
淀粉类固体食物	6
脂肪类固体食物	8

这个"2-4-6-8 原则"只是一般性原则，并不适用于一些特殊患者和手术。存在消化道梗阻、肥胖、困难气道等问题的患者，需要更长的禁食禁饮时间。患者在术前会收到病房的明确指示，从何时开始禁食。每家医院和手术科室的工作流程不同，每名患者的病情也不一样，应个体化解决这一问题。如果禁食禁饮时间过久，医生会给患者适当输液以避免饥渴难耐、口干舌燥甚至低血糖的情况。

一些患者可能会问,局部麻醉也需要禁食吗? 答案是肯定的。无论患者进行全身麻醉还是局部麻醉都需要禁食禁饮。因为局部麻醉的患者也可能在术中使用一些镇静镇痛药物,这些药物都会减弱人体正常的保护性反射。另外,手术过程中可能根据术中情况调整手术麻醉方案,将局部麻醉改为全身麻醉。所以,禁食禁饮对大多数手术患者来说非常重要。

四、患者需要长期服用药物,手术麻醉前可以继续服用吗

对于有慢性疾病需要接受长期药物治疗的患者,可在入院时携带好日常使用的药物,住院期间可以规律服用(当然,医院也可以提供此类药物,但有时医院药房的药物与患者常用药物的厂家等不一定完全一致),并向主管医生说清楚用药情况。也有一些特殊药物,术前需要停药以保证手术安全进行。

1. 降压药

长期口服降压药的患者,术前一般按照常规服用。术前长期服用 β 受体阻滞剂的患者可继续服用。ACEI 类(如雷米普利、贝那普利、福辛普利、卡托普利等)和 ARB 类(如厄贝沙坦、氯沙坦、缬沙坦、替米沙坦等)降压药是否持续使用尚存争议,如条件允许可提前更换为 CCB 类(如氨氯地平、硝苯地平等)药物。还有一些患者服用一种含"利血平"成分的降压药(如利血平片、复方降压片、降压 0 号等),需要提前停用 1 周以上。平稳控制血压对手术麻醉的顺利进行非常重要。

2. 降糖药

糖尿病患者手术当日停用降糖药和长效胰岛素注射剂,以免引起低血糖。磺脲类(格列吡嗪、格列喹酮、格列齐特等)和非磺脲类(那格列奈)药物可能引起低血糖,术前最好停用 24 小时。停药期间使用普通胰岛素控制血糖。

3. 抗凝抗聚类药物

阿司匹林、氯吡格雷等抗血小板聚集类药物是否停药尚有争议。

一般来说,心血管事件低风险的患者术前建议常规停药 1 周,以降低围手术期出血风险。

4. 抗精神疾病药物

除单胺氧化酶抑制剂类药物(如苯乙肼、溴法罗明、苯环丙胺等)建议提前停药 2 周以上外,其余药物可按服用习惯继续使用。单胺氧化酶抑制剂类药物与麻醉药物常有配伍禁忌或协同作用。术前请务必告知麻醉医生用药的具体类型。

5. 糖皮质激素

术前常规使用糖皮质激素类药物(泼尼松、甲泼尼松、泼尼松龙、氢化可的松、地塞米松等)的患者持续用药至手术当日(无论口服或吸入用药)。

以上仅列举了常见的长期用药,还有很多药物未包含其中。患者需要在麻醉医生术前访视时如实说明,麻醉医生会根据手术麻醉方案及患者的病情需要对术前用药进行指导。另外,所有手术当日需继续服用的药物,请少量清水口服,服药时勿大量饮水,避免增加反流误吸的风险。

第三节　手术过程中麻醉相关的问题

手术当天患者进入手术室后,手术医生、麻醉医生以及手术护士会对患者手术信息进行核对,包括询问患者本人手术部位、主刀医生等问题。患者不需要紧张,这不是说明医生不了解您的手术情况,而是根据 WHO 的要求,为了避免差错进行的术前安全核查。以下将对在手术过程中患者可能会遇到的一些问题进行解答。

一、为什么麻醉我还会有感觉

麻醉后,很多患者都会问麻醉医生这一问题。其实,除了全身麻醉,前面介绍的局部麻醉本身并不会影响意识,也就是说患者术中是保持清醒的。被麻醉部位也不是完全没有了所有感觉,只是温度觉、痛觉等消失,触觉、压力及本体感觉等仍然存在。如果患者对局麻手术有紧张情绪,麻醉医生一般会给予适当的药物使患者镇静,甚至入睡。

二、全麻会不会让人变笨

经常会有患者担心麻醉,尤其是全身麻醉会不会影响智力,或导致记忆力减退。关于这个问题的答案是"不会"。现代麻醉学经过近200年的发展,随着多种新型高效麻醉药及更先进的麻醉设备的研发和应用,加上经过正规执业化培训的麻醉医生,临床麻醉的安全性是非常高的。当然,任何麻醉都伴随一定的风险发生率,但这些风险通常是可控的。至于全麻会让人变笨、记忆力减退的说法完全是误解。因为手术结束后患者存在一定的恢复期。在恢复期内,患者的精力可能较差,反应比往常迟钝一些,患者或家属可能误以为是麻醉药物的影响。等患者完全从手术麻醉的过程中恢复过来就会发现,自己的状态与麻醉前没什么分别。

三、麻醉时注射的"牛奶"一样的药物是什么

麻醉时静脉注射的"牛奶"其实是一种麻醉药物,学名叫作"丙泊酚",是一种脂溶性的静脉麻醉药。这种药物的溶剂是脂肪乳剂,所以看起来与常见的无色透明注射剂不同,像牛奶一样的。这种药物静脉注射后15~30秒患者即可入睡,起效迅速、过程平稳、维持时间短,单次注射后5分钟左右患者即可苏醒。可控性较高且患者苏醒后舒适度较高,是一种理想的麻醉性镇静药物,手术时间较长时一般通过术中持续泵入维持麻醉深度。

丙泊酚注射过量或过快时,会导致血压下降或心搏骤停、呼吸抑制等风险,因此必须由有资质的麻醉医生在保证复苏抢救设备的场合下合理应用。

全麻过程并不是由丙泊酚一种药物完成。一台完善的全麻手术除了需要让患者睡着之外,还需要使用一定的麻醉性镇痛药让患者

不疼。另外,为了方便手术的顺利进行麻醉医生还会使用一定的肌肉松弛剂。

第四节　手术结束后麻醉相关的问题

现代麻醉手段和药物都有了大幅度进展,麻醉过程的可控性较高,患者一般在手术结束后短时间内就可以苏醒。但这时的苏醒并不是患者完全从麻醉状态中恢复过来了,因为手术与麻醉都会在一定程度上扰乱人体的正常生理,特别是那些术前一般情况比较差、经受了较长时间全麻或大型手术的患者。患者在“由全麻状态向清醒状态过渡”的过程中,容易出现呼吸、循环不稳定等情况。麻醉医生会将患者转运至麻醉恢复室进行恢复观察,待情况稳定后转回普通病房,这个过程一般 30 分钟左右。麻醉恢复室内配备有专职医务人员及齐全的设备,能实施及时有效的监测及抢救,使患者顺利从手术麻醉后的不稳定状态恢复,保障患者的安全。

一、全麻药过劲儿后会很疼吗

阿片类药物(如吗啡)充分解决了全麻术中镇痛的问题,可是当患者从全麻中苏醒过来以后会不会感到疼痛呢? 全麻过程中麻醉医生一般会给予适当的长效阿片类药物保证患者在术后早期不会感到剧烈疼痛。但阿片类药物会产生剂量依赖性副反应,包括恶心、呕吐、镇静、膀胱功能障碍及呼吸抑制等,为避免这些副作用,其用量会受到限制。随着长效阿片类药物的代谢,乳腺手术后可能会出现不同程度的疼痛。对大多数患者来说,这些疼痛是中度的。麻醉医生会采取一些方法缓解术后的疼痛。

首先,制定麻醉方案时采用区域阻滞联合全身麻醉的方法,在很大程度上可以缓解乳腺术后的急性疼痛。因为区域阻滞麻醉持续的时间较长(一般可维持 12~24 小时),全麻药物即使完全代谢后,区域阻滞还可以维持长时间的镇痛效果；另外，这种方式还可以减少阿片类镇痛药的用量，减少全麻副作用的发生，但该方法对技术和设备要求较高，基层医院麻醉医生可能无法实施区域神经阻滞，手术结束时切口浸润性麻醉也可以起到部分镇痛效果。

非甾体类抗炎药也是乳腺术后镇痛可选的一种方法。虽然非甾体类药物较阿片类或局麻药的镇痛效能弱，而且给予最大镇痛剂量后存在"封顶效应"，但其作用时间长、可能降低暴发痛的风险，是阿片类药物和局麻药的有效辅助用药。

每个患者对疼痛的感知和承受能力都是不同的，可以通过患者"自控镇痛技术"使患者也参与到对自身疼痛的管理中来。此种镇痛方式需要通过"镇痛泵"实现。很多人都听说过镇痛泵可缓解术后疼痛，但对于其构成和工作原理却不一定了解。镇痛泵是一个可以持续和间断输注药物的机械装置。麻醉医生会根据手术创伤大小及患者的具体情况在镇痛泵内预充镇痛药物。镇痛药以一定的速度持续输注，给予患者一个小剂量的基础镇痛。镇痛泵上还有一个患者自控按钮，按压后镇痛泵会单次加量注射镇痛药物，以满足患者的镇痛需求。为了防止反复按压造成药物过量输注，麻醉医生会为镇痛泵设置一个锁定时间，在锁定时间内多次按压将无法继续增加给药量，以保证用药安全。

一些传统的观念认为"手术后哪有不疼的"，这个观念是错误的！免除疼痛是患者的基本权利。WHO 更是将疼痛确定为继血压、呼吸、脉搏、体温之后的"第五大生命体征"。患者应重视自己的疼痛，术前与麻醉医生充分沟通，制定适合自己的镇痛方案。

二、麻醉后可以哺乳吗

一些妈妈在哺乳期出现了较严重的乳腺炎，可能必须通过手术的方式才能解决。这时候就会出现一个问题，麻醉之后能否继续哺乳呢？乳腺炎的手术一般在局部麻醉下就可以进行，常用的局麻药包括利多卡因、罗哌卡因等，在常规剂量下是安全的，不会对婴儿产生影响，或者即使母乳内有极少量分泌对宝宝的影响也十分轻微。

也有一些特殊情况需要在全麻下进行手术,常用的全麻镇静药物丙泊酚,其安全性较高;常用的麻醉性镇痛药芬太尼、舒芬太尼和瑞芬太尼,半衰期短,可以转运到乳汁中,但其含量极低;几乎所有的肌肉松弛剂的安全级别都很高。所以宝妈们麻醉后可以安全哺乳。但为了防止特殊情况的出现,在术后的母乳喂养过程中,应当注意宝宝是否出现了镇静、呼吸频率减慢、皮肤苍白、便秘等症状。如果出现上述症状,应迅速联系负责的麻醉医生,进行相关医疗处理。另外,术前访视的时候一定要提醒麻醉医生自己尚在哺乳期,尽量减少麻醉药物的应用。

三、患者如何更好地配合麻醉和手术

麻醉和手术能否顺利进行,除了医务人员的技术水平和认真负责的态度外,患者的配合也十分重要。对患者来说,要特别注意以下几个方面:

1. 树立信心,相信医生,放松心情,消除紧张情绪。过分紧张会影响睡眠,可能造成手术当日血压波动,从而影响手术进程。必要时,术前一晚可适当口服安眠药辅助睡眠。

2. 严格遵照医生的嘱咐进行术前准备。尤其是全麻手术前,是否吃了东西(包括饭、菜、面包、饮料、水等)、是否发热、女性是否月经来潮,都应该如实告知医生,让医生评估是否需要暂停手术,以免发生严重的不良后果。

3. 进入手术室前,应排空大小便,戴有活动假牙的患者要取下假牙,以防麻醉插管时假牙脱落,误入食管或气道。个人物品不要带到手术室,贵重物品可交给亲属保管;进入手术室时,按规定佩戴手术帽。

4. 不同的麻醉和手术方式会采取不同的体位,当医护人员为您摆好体位后,请不要随意移动或改变,如果有不适或疼痛,可告知医生帮您调整。乱动可能会影响操作或污染无菌区域。

5. 一些手术需要插尿管,可能会带来一些不适或痛苦。但这些不适在正常耐受范围内,千万不能随意将导管拔出。有时为了减少患者的痛苦,留置尿管会在患者全麻后进行,从麻醉中苏醒后可能有憋尿感,这时无须紧张,适当放松适应即可。

6. 非全麻手术时,患者处于清醒或轻度镇静状态,应安静放松接受手术,若非有不适感不要随意和医护人员谈话,更不要胡乱猜疑手术时医护人员的对话,以免引起误会或徒增紧张情绪。

【小结】通过本章的介绍,大家对乳腺手术的麻醉问题有了一定的了解,在乳腺手术前、手术中和手术后,麻醉科医生会和外科医生护士紧密联系,为患者提供合理的麻醉方式,尽最大努力使患者平稳度过手术期,并尽量保证患者在围手术期的舒适性,减少疼痛。

(钱璐璐　华　震)

第七章　早期乳腺癌综合治疗

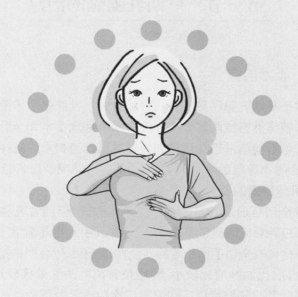

乳腺癌的治疗是一个非常复杂的综合体系,包括手术治疗、放射治疗这一类局部治疗手段,也包括药物治疗,比如化疗、靶向治疗、内分泌治疗和免疫治疗等。根据患者的不同情况,乳腺科医生可能为患者选择不同的治疗或治疗组合。本章将介绍早期乳腺癌综合治疗的方案以及各种方案可能会带来的不良反应。

第一节　早期乳腺癌的治疗

一、手术治疗

手术是早期乳腺癌最重要的治疗方式。乳腺癌手术范围包括乳腺肿瘤和腋窝淋巴结两部分。乳腺手术有保乳手术和全乳切除。腋窝淋巴结可行前哨淋巴结活检和腋窝淋巴结清扫术。选择手术的方式,应综合考虑肿瘤的临床分期、患者的身体状况及患者意愿。

1. 乳腺肿瘤的处理

乳腺全切目前是我国最常见的手术方式,但随着乳腺癌发病的低龄化和患者对生活质量要求的提高,保乳手术也逐渐增多。为了使保乳手术达到与全切手术相等的安全性,临床医生会严格把握保乳手术的适应证,比如肿瘤比较小、肿瘤位置离乳头乳晕区较远、单灶乳腺癌或多灶乳腺癌但可以达到完整切除肿瘤无残留的目的等。对于不能进行保乳手术的患者来说,乳房重建术也是一个很好的选择。乳房重建手术从时间阶段上分为即刻再造和延时再造,也叫一期再造和二期再造。即刻再造是在全乳切除术后立刻重建乳房,延时再造则是在全乳切除术后一段时间再进行乳房重建手术。

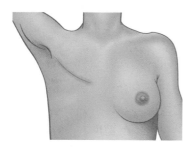

乳腺癌全乳切除术（影响美观）

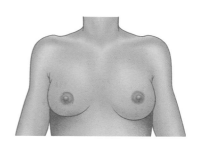

乳腺癌保乳术（在治疗疾病的同时
恢复乳腺的外形，重拾美丽自信）

2. 腋窝处理

处理腋窝淋巴结是乳腺癌标准手术中的一部分，其目的不仅是切除转移的淋巴结，更主要的是了解腋窝淋巴结的状态，以便确定分期，制定下一步治疗方案。腋窝淋巴结清扫是 2005 年以前最常见的术式，这种术式切除淋巴结的范围广、切除更彻底，因此造成上肢淋巴水肿的概率也比较高。前哨淋巴结是原发肿瘤区域淋巴引流的第一站，是肿瘤最可能转移的部位，因此前哨淋巴结具备了可以判别区域淋巴结转移情况的可能性，前哨淋巴结活检术基于此原理应运而生。简单来说，如果前哨淋巴结没有转移或转移数目比较少，其余腋窝淋巴结出现转移的概率非常低。与腋窝淋巴结清扫术相比，前哨淋巴结活检术具有手术损伤小、恢复快、提高生活质量等优点，因此前哨淋巴结活检术是临床评估未见明确转移患者目前最常用的术式。

二、化疗

化疗是化学药物治疗的简称，通过使用化学治疗药物杀灭癌细胞而达到治疗目的，是目前治疗癌症最常见和最有效的手段之一。化疗是一种全身治疗手段，无论采用什么途径给药（口服、静脉或体腔给药等），化疗药物都会随着血液循环遍布全身的绝大部分器官和组织。根据实施阶段的不同，早期乳腺癌化疗可分为术后辅助化疗和术前新辅助化疗。

1. 辅助化疗

辅助化疗是早期乳腺癌根治性手术后,针对浸润性癌患者进行的治疗,而单纯原位癌术后无须进行化疗。辅助化疗的目的在于消灭体内可能已经存在的微小转移灶或微小残余病灶,从而提高疗效、延长患者无病生存期和总生存期。化疗的方案会根据患者的基本情况(年龄、月经情况、一般状况、既往疾病情况等)和肿瘤特点(病理类型、淋巴结转移状态、分子分型等)综合考虑。在辅助化疗中常用的化疗药物包括蒽环类(如表柔比星、吡柔比星和阿霉素)、环磷酰胺、紫杉类(如紫杉醇、多西他赛)、铂类(如顺铂和卡铂)、卡培他滨等。不同的化疗方案,需要进行的周期数不同,一般为 4~8 个周期。

2. 新辅助化疗

新辅助化疗是指在根治手术前进行的化学治疗。新辅助化疗的目的在于:①缩小原发肿瘤,降低肿瘤的临床分期,改善患者预后;②使一些不能进行手术的肿瘤变为可以手术,提高切除率;③提高保乳率;④根据原发肿瘤对化疗的反应情况判断预后,并为术后选择合适的治疗方法提供依据。新辅助化疗常用的药物与辅助化疗相似,周期数一般也为 4~8 个周期。新辅助化疗治疗过程中会定期进行肿瘤疗效评估,如果无效将暂停该化疗方案,改行其他化疗方案或其他治疗方式。

三、放疗

放疗是放射治疗的简称,在肿瘤治疗中和手术治疗一样,是局部治疗的范畴。乳腺癌术后是否进行放疗以及放疗的部位和肿瘤性质、腋窝淋巴结状态、肿瘤的手术方式关系密切。进行术后辅助化疗的患者,建议辅助放疗在末次化疗结束后 2~4 周内进行;无须术后辅助化疗的患者,在切口愈合良好的前提下,术后 8 周内开始放疗。术后辅助内分泌治疗可以和放疗同期或在其之后进行,术后辅助靶向治疗可以和放疗同时进行。乳腺癌的放射治疗将在第九章详细介绍。

四、内分泌治疗

正常乳腺的上皮细胞含有多种激素受体,如雌激素受体(ER)、孕激素受体(PR)、泌乳素受体等。当乳腺细胞发生癌变时,激素受体可能丢失也可能保留。当激素受体保留时,肿瘤细胞的生长和增殖受激素水平的影响,称为激素依赖型乳腺癌。促进激素依赖型乳腺癌生长的主要激素为雌激素。乳腺癌内分泌治疗的原理是通过阻断雌激素产生,或阻断雌激素与癌细胞上的受体结合,进而抑制乳腺癌细胞的生长。根据实施阶段的不同,内分泌治疗可分为术后辅助内分泌治疗和术前新辅助内分泌治疗。

1. 辅助内分泌治疗

辅助内分泌治疗是早期乳腺癌根治性手术后进行的治疗,在辅助化疗结束后进行,可以与辅助放疗同期或在其之后进行。随着对内分泌治疗机制研究的不断深入,以及临床试验的开展和验证,内分泌治疗在乳腺癌综合治疗中的地位不断提高,已成为激素受体阳性乳腺癌术后辅助治疗最重要的治疗手段之一,术后辅助内分泌治疗大大提高了早期乳腺癌患者的疗效。因此目前认为,免疫组化结果提示 ER 或 PR 阳性的乳腺癌患者,无论其年龄、淋巴结状态、是否应用辅助化疗、放疗及靶向治疗,都应进行辅助内分泌治疗。辅助内分泌治疗药物的选择会根据患者的月经状态、肿瘤特点来决定。辅助内分泌治疗常用的药物有他莫昔芬、托瑞米芬、芳香化酶抑制剂(阿那曲唑、来曲唑和依西美坦)、促黄体生成素释放激素类似物(醋酸戈舍瑞林、注射用曲普瑞林)等。大多数内分泌治疗药物均为口服给药,每天 1~2 次,可以长时间维持治疗,治疗耐受性较好,对患者的生活影响小。辅助内分泌治疗时长一般为 5~10 年。

2. 新辅助内分泌治疗

新辅助内分泌治疗是在根治手术前进行的内分泌治疗。其治疗目的与新辅助化疗相同。新辅助内分泌治疗适宜人群的必要条件是肿瘤免疫组化结果提示 ER 或 PR 阳性,在此基础上,对高龄、基础疾病多、无法耐受化疗或肿瘤对化疗不敏感的人群可以进行新辅助内分泌治疗。新辅助内分泌治疗常用的药物有芳香化酶抑制剂、促黄体生成素释放激素类似物、CDK4/6 抑制剂（哌柏西利、阿贝西利）等。相比新辅助化疗，新辅助内分泌治疗起效相对较慢，治疗的疗程通常更长，一般需要 6 个月以上。具体到每个患者的疗程，应根据治疗的效果决定。

五、靶向治疗

靶向治疗是在细胞分子水平上，设计相应的治疗药物，针对已经明确的致癌位点的治疗方式。靶向药物进入体内会特异性识别致癌位点并与之相互作用，使肿瘤细胞特异性死亡，而不波及肿瘤周围的正常组织细胞，因此靶向治疗具有毒性低、疗效好的特点。但并不是所有乳腺癌都需要进行靶向治疗，目前已经证实 Her-2 在乳腺癌的增殖和转移过程中起了非常重要的作用，Her-2 过度表达的乳腺癌恶性程度更高，因此相对更容易发生复发和转移。多项大型国际研究均证实，Her-2 阳性乳腺癌患者应用靶向治疗后，复发转移的风险明显降低，生存时间延长。因此对于早期乳腺癌，只有肿瘤免疫组化或原位杂交检测结果提示 Her-2 阳性的患者需要在化疗或内分泌治疗的基础上同时进行靶向治疗。早期乳腺癌抗 Her-2 靶向治疗最常用的药物有曲妥珠单抗和帕妥珠单抗，个别患者可能还会用到吡咯替尼、拉帕替尼、奈拉替尼等。靶向治疗的疗程一般为 1 年。

六、免疫治疗

正常情况下，免疫系统可以识别并清除人体中的肿瘤细胞。为了生存和生长，肿瘤细胞能够采用不同策略，使人体免疫系统受到抑制，不能正常地杀伤肿瘤细胞，从而在抗肿瘤免疫应答的各阶段得以幸存，甚至促进肿瘤的发生、发展。肿瘤免疫治疗就是通过药物与人体的相互作用，恢复机体正常的抗肿瘤免疫反应，从而达到控制与清除肿瘤的一种治疗方法。近几年，肿瘤免疫治疗异军突起，成为肿瘤治疗领域的热点，目前已在多种肿瘤如黑色素瘤、非小细胞肺癌等实体瘤的治疗中展示出了强大的抗肿瘤疗效，多个肿瘤免疫治疗药物已经获得美国 FDA 批准临床应用。但与晚期乳腺癌相比,目前针对早期乳腺癌的免疫治疗相关的临床研究数量较少,结果数据有限。在所有类型的乳腺癌中,三阴性乳腺癌对免疫治疗响应良好,目前的研究表明,早期三阴性乳腺癌患者在手术之前可以在新辅助化疗的基础上考虑加用免疫治疗,缩瘤的效果可能比单用化疗效果更好。目前已有研究数据的早期乳腺癌的免疫治疗药物有帕博利珠单抗。随着更多临床试验的开展以及数据的公布,未来可能会有更多、更适合早期乳腺癌的免疫治疗药物。

第二节　乳腺癌药物治疗的不良反应及处理

化疗、内分泌治疗、靶向治疗是乳腺癌治疗的基石,但每类治疗药物都会有一定的副作用。患者在接受药物治疗时也要详细了解药物的不良反应,并学会如何处理这些不良反应。

一、化疗药物不良反应及处理原则

化疗是最先用于乳腺癌治疗的基本方法之一,其不良反应也是患者最担心和恐惧的。其实随着化疗创新药的不断更新以及应对化疗药物不良反应的辅助药物的研制成功,化疗药物所引起的不良反应完全没有想象中那么可怕。化疗药物杀伤机体中增殖最活跃的组织细胞,所以对胃肠道黏膜细胞、表皮细胞(包括毛囊细胞)、需要在骨髓中发育成熟的血细胞、肝肾细胞等均有一定的损伤,这些损伤大都可控而且可以逆转。

1. 容易引起严重胃肠道不良反应的化疗药物

治疗乳腺癌的化疗药物中,主要引起胃肠道反应的有蒽环类药物(如阿霉素、表柔比星、吡柔比星等)、铂类药物(如顺铂、卡铂等)、紫杉类药物(如紫杉醇、多西他赛)以及卡培他滨、替吉奥等药物。

2. 化疗药物引起胃肠道不良反应的常见表现

化疗药物引起最常见的胃肠道不良反应有恶心呕吐、便秘和腹泻。胃肠道不良反应往往与药物的使用剂量密切相关,剂量越大,致吐能力越强。

3. 化疗药物引起胃肠道不良反应的预防和治疗

(1)化疗引起的呕吐:化疗引起的呕吐可分为三种:急性呕吐、延缓性呕吐和预期性呕吐。无论何种呕吐,都是可以预防的。预防化疗药物引起的呕吐有几大类药物,如 5- 羟色胺受体拮抗剂、神经激肽受体拮抗剂、激素类药物等。对于高致吐性化疗药物,用药前可以联合使用 5- 羟色胺受体拮抗剂(托烷司琼、雷莫司琼、帕洛诺司琼等)、神经激肽受体拮抗剂(阿瑞吡坦、福沙吡坦)和激素类药物(地塞米松),若呕吐仍较重,还可以加镇静剂及抗组胺药物(地西泮、苯海拉明)。对于中度致吐化疗药物,推荐 5- 羟色胺受体拮抗剂 + 激素类药物。对于低致吐性药物,只需要 5- 羟色胺受体拮抗剂就可以了。饮食也要注意:化疗前 2 小时尽量不进食,化疗结束后 1 小时可进食,建议吃些清淡的食物,多喝水,尽量不喝饮料、浓茶、咖啡等容易刺激胃肠道黏膜的液体。胃肠道反应比较严重的患者,出现频繁呕吐、食欲明显下降者,不要勉强进食,可以在中间歇息的时候,吃些流质食物如稀饭,选择清淡的食物。

(2)化疗引起的便秘:化疗药还可引起便秘,主要因为药物使肠道蠕动减慢、抑制排便等,造成便秘,可口服缓解便秘的药物如乳果糖、麻仁软胶囊等。饮食上患者可以多吃些富含纤维素的蔬菜、水果及粗纤维的糙米、豆类等食物。多喝水、增加液体摄入也有助于排便。还可以多吃一些产气的食物如萝卜、蒜苗、果酱等增加肠蠕动。可适当增加含脂肪多的食物,如坚果类、芝麻或豆油等,增加食物的润滑作用,促进排便。

(3)化疗引起的腹泻:与便秘相反,有的化疗药物容易引起腹泻。除了可以口服止泻药物如蒙脱石散和盐酸洛哌丁胺以外,在饮食上建议多吃高钾食物、多饮水。腹泻会让体内钾流失,多吃桃、香蕉、马铃薯等富含钾离子的食物可及时有效补钾,多饮水可避免腹泻引起的脱水。尽量不吃高纤维食物而改为食用低纤维食物。低纤维食物有面包、米饭、面条、削皮的水果、无皮肉类、鱼类等。多食低纤维食物可以减轻肠蠕动造成的腹部绞痛。

4. 容易引起血液系统不良反应的化疗药物

大多数化疗药物可引起不同程度的骨髓抑制,不同化疗药物对骨髓的影响也有所差别,蒽环类药物及紫杉类药物主要对白细胞及中性粒细胞影响较大,而吉西他滨、卡铂等药物对血小板影响更明显。

5. 化疗药物引起的骨髓抑制如何防治

化疗药物引起的骨髓抑制按严重程度可为 I、II、III、IV 度血细胞下降。骨髓抑制的患者无论严重程度,增加营养摄入都是基础必要的防治措施。I 度骨髓抑制相对较轻,也很常见,此阶段除了加强营养,可考虑口服升白细胞药物,常用的有利可君、地榆升白片、鲨肝醇等。II、III、IV 度骨髓抑制需要注射升血细胞药物。比如白细胞及粒细胞减少,可给予粒细胞集落刺激因子。如果多次化疗骨髓抑制较重,可以考虑用长效升白细胞药物如聚乙二醇化重组人粒细胞刺激因子。II 度以上骨髓抑制患者通常免疫力较低下,应做好防护,尽量不去人员聚集的地方,如果必须去要佩戴口罩,因为对正常人低致病风险的细菌和病毒对中性粒细胞降低的患者来说可能具有高致病能力。饭后漱口、不吃太烫的和生冷的食物、预防性使用肠道菌群调节剂、注意适时增减衣物等。如果出现发热、咽痛等症状,要及时告知医生,必要时住院纠正粒细胞缺乏及抗感染治疗。如出现血小板 II 度以上下降,需要给予白介素 -11 或 TPO 类药物进行治疗,并嘱咐患者注意出血风险。若出现化疗相关性贫血,应嘱咐患者增加营养,多进食补血纠正贫血的食物。通常化疗引起的中重度贫血相对少见。

6. 容易引起肝功能损伤的化疗药物

部分化疗药物在肝脏代谢,化疗药物及其代谢辅料可能诱发肝功能异常,即药物性肝损伤。容易引起药物性肝损伤的化疗药物有环磷酰胺、环孢素、甲氨蝶呤、奥沙利铂等。联合使用化疗药物及合并高龄、妊娠、饮酒、慢性肝病的患者肝损伤会加重。

7. 化疗引起的肝损伤如何防治

所有需要化疗的患者在用药前须评估肝功能,若在无肝转移的情况下谷丙转氨酶(ALT)或谷草转氨酶(AST)超过正常值上限的2.5倍,有肝转移的情况下 ALT/AST 超过正常值上限的 5 倍,需暂缓使用化疗药物,经保肝降酶治疗后复查肝功能符合化疗标准才能继续化疗。肝损伤程度分为 6 度:0 度为无肝损伤;1 度为轻度肝损伤,总胆红素(TBil)<42.75μmol/L,凝血功能国际标准化比值(INR)<1.5伴或不伴乏力、虚弱、恶心、厌食、右上腹痛、黄疸、瘙痒、皮疹或体重下降等症状;2 度为中度肝损伤,ALT/AST 升高,TBil ≥ 42.75μmol/L,INR ≥ 1.5 并且上述症状可加重;3 度为重度肝损伤,ALT/AST 升高,TBil ≥ 85.5μmol/L,INR ≥ 1.5,需住院治疗;4 度为急性肝衰竭,ALT/AST 升高,TBil ≥ 171μmol/L 或每日上升 ≥ 17.1μmol/L,INR ≥ 2.0并出现腹腔积液或肝性脑病;5 度危及生命,需肝移植才能存活。处理原则:轻度肝损伤,给予保肝药物(异甘草酸镁注射液、甘草酸二铵肠溶胶囊、还原型谷胱甘肽、水飞蓟宾、多烯磷脂酰胆碱等)进行相应治疗。中重度及以上肝损伤需停用化疗药物,给予积极保肝降酶治疗并检测肝功能,待肝功能恢复正常再考虑继续化疗。

8. 容易引起心脏毒性的乳腺癌治疗药物

很多治疗乳腺癌的药物都可能引起心脏毒性,不同抗肿瘤治疗药物造成的心脏毒性反应表现形式也不同,具体可分为:心脏功能损伤(如蒽环类药物和曲妥单抗)、血管功能损伤(如 5-FU 和卡培他滨)、对心脏功能和血管均有损伤(如贝伐珠单抗和舒尼替尼)。

9. 化疗引起的心脏毒性如何防治

化疗既可以直接导致心脏病,也能促进心血管疾病的发生或成为促使心血管疾病发生的重要风险因素。蒽环类药物对心脏的损伤具有明显的剂量 - 效应线性关系,其所致心脏毒性也与累积剂量密切相关。不同肿瘤患者对蒽环类药物所致心脏毒性的敏感性不同,有些患者第一次应用即可出现心脏毒性表现,因此并没有绝对的"安全剂量"。蒽环类药物心脏毒性有累积剂量。阿霉素的累积剂量为 $550mg/m^2$,表阿霉素为 $900mg/m^2$,去甲氧柔红霉素为 $90mg/m^2$,米

托蒽醌为 $120mg/m^2$。预防心脏毒性需限制及降低蒽环类药物的最大累积剂量,尤其是有心脏基础疾病的患者,可考虑选择新型蒽环类药物,如多柔比星脂质体,也可考虑化疗同时应用心脏保护药物如右雷佐生等。

10. 乳腺癌治疗药物引起的手足综合征如何防治

应用化疗药物(卡培他滨、白蛋白结合紫杉醇、脂质体阿霉素等)及部分靶向治疗药物(吡咯替尼、拉帕替尼等小分子 TKI 类药物)的过程中,很多患者都会出现手足皮肤的改变及感觉异常。手足综合征又称掌跖感觉丧失性红斑,临床主要表现为指/趾的热、痛、红斑性肿胀,可有手足切指样皮肤破损,严重者可出现水泡、脱屑、脱皮、渗出甚至溃烂,并可能继发感染。患者可因剧烈疼痛而无法行走,甚至丧失生活自理能力。处理方法:可以局部涂抹保湿乳,注意手脚保湿,脱皮用水杨酸软膏、莫匹罗星软膏 10g+ 维生素 B_6 研成粉末,混在一起涂抹;也可以使用皲裂护肤膏、扶他林软膏、硼酸溶液涂抹,每天数次,同时服用盐酸左西替利嗪或塞来昔布,补充维生素 B_6 及维生素 E。用药期间还可用中草药浸泡手足减轻皮肤症状或局部冰敷。

二、靶向治疗药物不良反应及处理原则

靶向治疗药物的不良反应与化疗药物有相似之处,但程度不同。处理原则也同化疗药物的不良反应。在此只详细介绍其相对特殊的、与化疗药不同的不良反应。

1. 容易引起皮疹的靶向治疗药物

表皮生长因子受体(HER-2)抑制剂是最易引起皮疹的靶向治疗药物。乳腺癌常用的 HER-2 抑制剂为吡咯替尼、拉帕替尼、奈拉替尼以及目前我国还未上市的图卡替尼等。

2. 靶向药物引起的皮疹如何防治

HER-2 抑制剂引起皮肤改变的临床表现为皮肤干燥、瘙痒、脱屑、痤疮样皮疹等,因炎症细胞浸润,可伴脓疱样皮疹。皮疹分为轻、中、重度。①轻度:局部有轻微症状,对日常活动无影响,无局部感染症状。治疗措施:无须干预,也可局部使用皮炎平、氢化可的松软膏

或红霉素软膏涂抹患处。靶向药剂量：继续目前剂量，密切观察皮疹改变。②中度：皮疹分布广泛，症状稍重（如有瘙痒、触痛），对日常活动有轻微影响，无局部感染症状。治疗措施：局部使用 2.5% 氢化可的松软膏或红霉素软膏，并口服开瑞坦，对皮肤干燥伴瘙痒者，可给予苯海拉明软膏或复方苯甲酸软膏瘙痒局部涂抹，每日 1~2 次。有自觉症状者尽早口服抗生素，两周后再评估，若情况恶化或无明显改善则进入下一级处理。靶向药剂量：继续目前剂量，密切观察皮疹变化。③重度：皮疹分布广泛，症状严重，对日常活动有明显影响，有潜在局部感染可能。治疗措施：干预措施基本同中度皮疹，但药物剂量可适当增加。必要时可给予冲击剂量甲强龙，并减少靶向剂量，若合并感染，则选择合适的抗生素进行治疗，如头孢呋辛。靶向药剂量：可考虑适当减少剂量。同时应尽量避免阳光照射，平时饮食清淡，忌辛辣，多饮水。

3. 容易引起高血压的靶向药物

高血压是血管内皮生长因子（VEGF）信号通路阻断剂（舒尼替尼、索拉非尼、仑伐替尼、安罗替尼、阿帕替尼、卡博替尼等）和血管内皮生长因子受体（VEGFR）抗体（贝伐珠单抗等）常见的不良反应。在原本合并高血压患者中症状及体征会加重。

4. 靶向药物引起的高血压如何防治

用于靶向药物引起的高血压治疗的药物有血管紧张素转换酶抑制剂（ACEI）、血管紧张素 II 受体拮抗剂（ARB）、利尿剂、β 受体阻滞剂等几大类。发生高血压后这几类降压药物可以单独使用或联合用药。钙通道阻滞剂（CCB）是一种常用的降压药物，但部分钙通道阻滞剂会影响靶向药物的剂量，不建议在此类高血压治疗中常规使用。

对于需要使用 VEGF 信号通路阻断剂或 VEGFR 抗体治疗的患者，测量血压是预防高血压的重中之重，要贯穿治疗过程的始终，每天至少测量一次血压。当血压在 120~140/80~90mmHg 之间时，可通过饮食调整、限盐来预防血压的进一步升高；当血压达到 140/100mmHg 以上或低压超过 100mmHg 时，应在专业医生的指导下使用 ACEI 类、ARB 类、利尿剂、β 受体阻滞剂中的一种，或联合使用,同时根据血压水平考虑靶向药物是否减量或停用。合并水肿的高血压患者需加用利尿剂。

5. 出血、血栓及栓塞类不良反应

出血、血栓或栓塞类并发症是 VEGF 信号通路阻断剂或 VEGFR 抗体使用过程中需要严密观察的严重不良反应,如发生中重度出血需停止应用 VEGF 信号通路阻断剂(舒尼替尼、索拉非尼、仑伐替尼、安罗替尼、阿帕替尼、卡博替尼等)和 VEGFR 抗体类药物。用药期间需查血管彩超,注意血栓类疾病发生,必要时停用上述靶向治疗药物。

6. 药物的相互作用

含呋喃香豆素类食物与多种抗肿瘤药物都会发生相互作用。含呋喃香豆素类食物通过抑制 CYP3A4 和 P- 糖蛋白,使许多通过 CYP3A4 代谢和 / 或 P- 糖蛋白转运的药物受到影响。含呋喃香豆素类水果主要有西柚、杨桃、石榴、无花果、柑橘、橙子等,蔬菜中芹菜含有香豆素和呋喃香豆素的衍生物,我国居民常用的食物香料花椒也含有简单香豆素和吡喃香豆素。因 50% 的常用药物需要经过 CYP3A4 酶代谢,所以在药物治疗期间请务必遵医嘱,并留意上述提到的食品。如果不小心吃了一些,也别太焦虑,天然食物中的含量相对较少,一般情况下也很难吃够产生作用剂量的食物,密切关注身体状况,如有异常及时就诊。

三、内分泌治疗药物的不良反应及处理原则

乳腺癌内分泌治疗的效果随着内分泌药物的问世及改进逐年提高,内分泌治疗的策略也正在发生着深刻的变化,随着第三代芳香化酶抑制剂(阿那曲唑,来曲唑,依西美坦)的研发成功,对乳腺癌的治疗地位愈发明显,逐渐成为乳腺癌内分泌治疗的重要手段。目前临床常用的乳腺癌内分泌治疗药物除了芳香化酶抑制剂,还有他莫昔芬、托瑞米芬以及卵巢功能抑制的相关药物等。我们知道所有药物都是双刃剑,在治疗肿瘤的同时,也会有不良反应,乳腺癌内分泌治疗也不例外。乳腺癌术后辅助内分泌治疗通常需要 5 年,部分患者

可长达 10 年,即使内分泌治疗的副作用很小,大多数患者服用后无明显不适感觉,但仍有一部分患者会出现以下不良反应,如果不及时处理也会给患者带来严重的后果。

1. 服用他莫昔芬 / 托瑞米芬治疗乳腺癌为什么要做妇科检查

妇科症状主要发生在接受他莫昔芬或托瑞米芬治疗的患者中,由于这类药物的类雌激素作用,能刺激子宫内膜细胞增生,影响生殖系统的正常运转。相关不良反应主要为子宫内膜病变(包括子宫内膜息肉、子宫内膜增生和子宫内膜癌等)和阴道出血等,其中,以子宫内膜息肉病变为多见。研究表明,绝经后的乳腺癌患者发生子宫内膜病变及子宫内膜癌的比例较绝经前患者明显增高。因此长期服用他莫昔芬类药物患者,需定期检查子宫内膜厚度及妇科症状有无异常。

2. 服用芳香化酶抑制剂为什么要查骨密度

骨关节症状和骨质疏松是芳香化酶抑制剂常见的不良反应之一。芳香化酶抑制剂可导致骨钙丢失、骨质疏松,甚至增加骨折风险,对于绝经期妇女更是如此。骨关节症状主要表现为关节痛、肌肉酸痛、骨痛、腕管综合征、扳机指等肌肉骨骼关节症状。症状一般在服用芳香化酶抑制剂 3 个月后开始出现,6 个月左右达高峰,不适程度多为轻、中度。有研究结果显示,乳腺癌治疗后患者的骨质疏松患病率为40.8%,且随着年龄的增长,骨质疏松患病率逐渐上升。因此,在治疗期间,需要加强对患者的防护,尤其对绝经后的女性,更需要定期复查骨密度,医生根据骨密度的结果给予生活方式指导骨质疏松的预防和治疗。对于 70 岁以上的老年患者,生活安全防护教育更应注意,预防摔倒是防治骨质疏松严重并发症的最有效便捷的方案。

3. 乳腺癌术后复查为什么要抽血查血脂

血脂异常通常指血清总胆固醇、甘油三酯、低密度脂蛋白胆固醇水平升高,俗称高脂血症。雌激素可维持正常的血脂水平,雌激素绝对缺乏可导致血脂异常。正常情况下,45 岁以上健康女性也是高脂血症的高发危险人群。在治疗乳腺癌的内分泌药物中对血脂影响较大的药物主要是来曲唑及阿那曲唑,尤其是对服药前已经有高脂血症的患者影响更大。因此,长期接受内分泌治疗的乳腺癌患者应定期监测血脂水平,及时对症处理。对于药物控制不佳的高脂血症患者,他莫昔芬和托瑞米芬在临床上可作优先选择。

4. 为什么明明很注意,还是有脂肪肝

临床发现雌激素受体、孕激素受体阳性乳腺癌患者辅助内分泌治疗后脂肪肝发生率较高。服用不同类型内分泌药物治疗的乳腺癌患者均有不同程度的脂肪肝发生,尤其是有高脂肪饮食、血脂升高、肥胖的内分泌治疗患者发生非酒精性脂肪性肝病的风险更大。因此辅助内分泌治疗的乳腺癌患者应定期检查肝脏、血脂、肝功能变化情况,控制饮食、体重指数、血脂在合理范围内。如果在治疗的过程中出现肝功能异常要及时保肝治疗。

5. 乳腺癌内分泌治疗时为什么会有更年期的症状

乳腺癌患者由于化疗及内分泌治疗,体内雌激素分泌减少,生理、心理出现一系列的变化,比正常同年女性更早出现类似于更年期综合征的表现。他莫昔芬与芳香化酶抑制剂存在不同的不良反应,但均能导致患者出现潮热、盗汗、失眠、心悸等类更年期症状。国外文献报道,芳香化酶抑制剂常见的副作用主要有疲劳、潮热盗汗、骨关节疼痛、性欲减退、焦虑、抑郁等类更年期症状。相关研究报道,戈舍瑞林等促黄体生成素释放激素拮抗剂可使患者体内激素降至绝经水平,其最主要不良反应为潮热、失眠、心情变化及骨质疏松等更年期综合征表现,联合使用芳香化酶抑制剂会引起部分乳腺癌患者更年期症状加重,但仍在可耐受范围内。目前西医尚无特效方法治疗类更年期综合征,一般采用改善生活方式及环境、心理疏导和对症治疗等干预措施;可以中医调理性治疗。

6. 内分泌治疗会增加心血管疾病的发生概率吗

血脂异常是内分泌治疗常见的不良反应之一,也是心血管疾病的危险因素。目前理论认为芳香化酶抑制剂治疗会导致患者脂质代谢异常,从而提高心血管疾病发生风险。芳香化酶抑制剂治疗会使绝经后乳腺癌患者甘油三酯、低密度脂蛋白胆固醇水平显著升高,心肌梗死等主要心血管事件发生率为13.18%。而高脂血症是心血管

疾病的一项重要危险因素。因此,为了降低乳腺癌患者内分泌治疗期间心血管事件的发生率,可对潜在的发病风险进行防治。

7. 改善生活方式,干预不良反应

(1)饮食干预:乳腺癌患者膳食热量不宜过高,应以维持正常体重为度,根据不同的体质及血脂水平控制饮食摄入。肥胖者,限制每天饮食总热量摄入,采用低脂、低胆固醇、低糖饮食,多食用富含维生素 C 及植物类蛋白质类食物;高血压患者以低盐、低脂、低胆固醇饮食为主;血脂异常者,指导患者进食富含膳食纤维食物,脂肪摄入应优先选择富含不饱和脂肪酸的食物,如含深海鱼、鱼油、植物油等的食品;同时,类更年期综合征患者饮食方面还应注意减少酒精、咖啡及浓茶的摄入,减少骨骼矿物质的丢失。与芳香化酶抑制剂相关的骨骼矿物质丢失患者,可以指导其通过合理饮食有效预防或缓解骨骼矿物质丢失的发生,例如保证每日钙、磷的摄入量,多食奶制品、绿色蔬菜、虾皮、豆类、海产品等含钙量高的食品,以补充人体每日钙的需要量,适量补充维生素 D,促进钙吸收。

(2)运动干预:运动疗法可以改善和维持患者运动器官的功能,促进新陈代谢,增强心肺功能,提高机体内分泌系统的调节能力,有利于乳腺癌患者恢复健康或改善机体不良反应。八段锦运动可以改善芳香化酶抑制剂治疗过程中的类更年期综合征,其中关节痛、潮热、疲劳等症状改善最明显。同时有氧运动也可明显改善乳腺癌患者的携氧能力和生活质量,虽然运动可使患者有更多的临床获益,但是建议根据患者的身体状况、运动能力,选择合适的运动方式、强度、时间,如合并有高血压、冠心病等患者,应避免较强运动,注意动作要慢,且保证充足的睡眠。

【小结】通过本章节的介绍,大家会初步了解早期乳腺癌的治疗方案,了解各类治疗的优缺点,尤其是药物治疗会有哪些副反应,在治疗过程中积极应对,保持良好的心态,坚定战胜病魔的信心,和主管医生配合,争取采用标准的治疗,治愈疾病。

(李 曼 宋 晨 徐岭植 赵姗姗)

第八章　乳房疾病的中医治疗

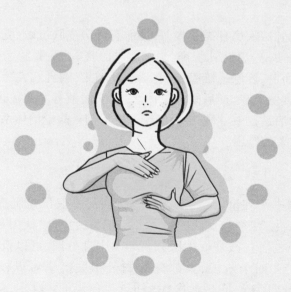

中医药事业是我国医药卫生事业的重要组成部分,反映了中华民族对生命、健康和疾病的认识,具有悠久的历史传统、独特的理论体系和技术方法学。经过历史长河的洗礼,中医药事业在现代中国发挥了重要的作用。本章将简单介绍乳腺疾病的中医治疗。

第一节　乳房良性疾病的中医治疗

良性乳房疾病种类繁多,常见的有乳房皮肤过敏、乳房湿疹、生理性乳房疼痛、急性乳腺炎、浆细胞乳腺炎、乳腺囊肿、乳腺脂肪坏死、乳房血肿、乳腺纤维腺瘤、乳腺小叶增生、哺乳期乳腺炎、乳腺发育不全、乳腺结核、产后缺乳与回乳、乳头溢液等。在上述乳房良性疾病的诊治过程中,根据中医的辨证论治与辨病论治体系,中医治疗发挥了重要的作用。

一、中医对乳房良性疾病的总体观点

根据中医理论,女性患者的乳房疾病不仅仅是乳房局部的生理病理变化,往往和女性的整体状态相关,也可以认为是在各种激素影响下的乳房改变。中医妇科学的生理分期,可以概括为"经、带、胎、产"四个阶段,大部分的妇科相关疾病可以根据这四个分期进行归纳总结。乳房疾病同样可以仿此划分,即"月经期相关乳房疾病""孕期乳房疾病""产后乳房疾病"。这样划分的目的是可以根据不同时期的生理病理特点归纳中医的辨证论治规律。

1. 月经期相关乳房疾病

月经期相关乳房疾病涵盖的范围较广泛,从女性初潮至绝经,均有可能发生。这一时期,既有肝肾不足、冲任失养的虚证可能,也有肝气不畅、瘀血阻滞的实证可能,也有其他的证候出现,但以前两者为多。常见的乳房良性疾病包括生理性乳房疼痛、乳腺囊肿、乳腺纤维腺瘤、乳腺小叶增生、乳腺发育不全等。

2. 孕期乳房疾病

孕期乳房疾病即自怀孕初期至分娩前这一阶段,在雌激素、孕激素、泌乳素的综合作用下,乳房的变化很大,出现良性乳房疾病的概率也随之大幅提高。中医认为,现代孕期女性疾病个体中,阳热偏盛的比例较多,阴虚火旺的比例也较多,纯虚不足的比例相对偏少。这一时期的常见疾病,既可以是月经期乳房疾病的延续,也可以是产后乳房疾病的开端。常见的良性疾病有乳房湿疹、急性乳腺炎、乳腺纤维腺瘤、乳腺小叶增生、乳头溢液等。

3. 产后乳房疾病

产后乳房疾病指围生期至哺乳期结束这一时期发生的乳房疾病。女性在产后气血流失、饮食失节、劳逸失常、情志不遂这四大主要病因的作用下,整体变得敏感而易发生病理改变。中医认为,这一时期,补养气血、合理饮食、劳逸结合、调畅情志尤为重要。乳房也不例外地容易出现改变,而最主要的乳房问题多见乳房皮肤过敏、哺乳期乳腺炎、产后缺乳与回乳等。

此外,尚有一些良性乳房疾病无法根据以上分期划分,可以出现在任意生理时期,或没有明显的分期特点,也有一部分乳房疾病不仅发生于女性,男性也会被困扰,这些疾病有各自的临床表现和中医辨治特色,将在相关疾病中进行探讨。

二、乳房良性疾病的中医治疗

通过以上分析我们基本了解中医对乳房良性疾病的认识,下面主要介绍根据上述疾病规律划分,中医对乳房良性疾病的辨证论治。

1. 中医如何认识与治疗生理性乳房疼痛

生理性乳房疼痛大多和女性生理周期有一定关系,其中最常见的就是和月经周期的联系。多数生理性疼痛随着月经周期加重或减轻,表现为规律性疼痛,疼痛性质可以是胀痛、下坠感或针刺样疼痛,程度不一,多于月经来潮前3~5天,甚至7天前出现,随着月经来潮后疼痛即明显减轻。有时可以触摸到引起疼痛的结节、肿块,但更多的是双侧、全乳胀痛。

中医认为,生理性乳房疼痛和月经周期关系极为紧密,临床上气滞血瘀这一证候类型出现的比例更高,患者常有情绪波动、郁闷、急躁易怒等伴随表现,舌红或暗红或有瘀斑瘀点,苔白或黄,脉弦数。治疗以理气活血为法,气滞偏重者理气为主,以柴胡疏肝散加减,血瘀偏重者活血为主,以血府逐瘀汤加减。

针灸按摩,可以膻中、天宗、肝俞、屋翳为主选穴,但应注意按摩力度,不宜对局部产生过分刺激,以免加重疼痛。

2. 乳腺小叶增生都要疏肝理气吗

随着生活水平的提高和饮食结构的改变,我国女性乳腺小叶增生的发病年龄较以往认识的25~40岁之间有了明显的扩大,临床上,自月经初潮至绝经期前后都有发病的可能。表现为乳腺钝痛、胀痛、触痛及肿胀团块,疼痛程度重者影响学习、工作和生活,常与月经周期、情绪紧张、劳累过度等相关。

“乳癖”为该病的中医病名,由于郁怒伤肝、思虑伤脾、气滞血瘀、痰凝成核所致。临床表现兼有疼痛、肿胀、月经失调、情志不畅、心情烦躁、口苦、胁胀、大便干燥、失眠多梦等症状,舌苔脉象表现较为多样,症状、舌苔、脉象的细微差别导致所对应的证候不同,相应的治疗思路也有很大区别。如郁怒伤肝者当疏肝理气散结,方用柴胡疏肝散合橘叶栝楼散加减;肝脾不合者当调和肝脾、软坚散结,方用逍遥散合神效瓜蒌散加减;肝肾阴虚者当滋阴降火、散结通络,方用一贯煎合消瘰散加减;痰气凝结者当疏肝理气、解郁化痰,方用加味逍遥丸合海藻玉壶汤加减等。

针灸疗法以足三里、三阴交、膻中、期门、丰隆、脾俞等参考选穴。

3. 乳腺炎可以使用中医治疗吗

乳腺炎包括急性乳腺炎、浆细胞性乳腺炎和其他乳腺炎等。

（1）急性乳腺炎的中医治疗：急性乳腺炎指乳腺的急性化脓性感染，是产褥期的常见疾病，最常见于哺乳期女性。中医将急性乳腺炎分为郁乳期、酿脓期、溃脓期三期，分别与初起阶段、成脓阶段、溃后阶段相对应。郁乳期郁乳蕴结，乳络不通，表现为乳房肿胀疼痛，乳汁排出不畅，可及肿块，触痛明显，皮肤色红，皮温高，治宜解郁泄热、通乳散结，方选瓜蒌牛蒡子汤加减。酿脓期热毒炽盛，表现为肿胀加重，肿块增大，出现搏动性疼痛，皮色红，皮肤灼热，淋巴结肿大，治宜清热解毒、活血透脓，方用仙方活命饮加减。溃脓期急性脓肿成熟时，可自行破溃出脓，或手术切开排脓，排出通畅则症状消退，排出不畅，仍可持续肿胀、疼痛、发热，迁延日久，可形成袋脓或乳漏，此时病势略减，余邪未尽，治宜排脓生肌，清解余邪，方用托里消毒散加减。

（2）浆细胞性乳腺炎的中医治疗：浆液性乳腺炎不是细菌感染所致，而是乳腺导管内的脂肪性物质堆积外溢引起导管周围的化学性和免疫性反应，导致大量浆细胞浸润，反复发作，破溃后形成瘘管，也可引起继发感染，长久不愈。此病易误诊、漏诊，病程较长，中医将其分为急性期、慢性期两类论治，二者并无严格时间界限，而主要以患者病体虚实情况加以分别。急性期病体不虚，脓液稠厚，脉象有力，实热之象明显，治宜清热解毒，排脓生肌，方选普济消毒饮或四妙勇安汤之类加减。慢性期正气损耗，病体已弱，脓液相对稀薄，脉象渐虚，治宜补气合营，托脓生肌，方用阳和汤加减。可以根据病情选用芒硝、蒲公英、如意金黄散等药外用，增加疗效。

4. 乳腺纤维腺瘤可以长期吃中药治疗吗

乳腺纤维腺瘤是最常见的乳腺良性肿瘤。最早表现为质韧、无痛的活动性肿块，常见于年轻女性。临床上该病最常见的就诊原因为患者自行发现的乳房肿物，肿物常呈单发，也可双侧多发。西医目前以择期手术为主要治疗手段，无对症药物。

中医认为，乳腺纤维腺瘤往往和全身的素体特点紧密联系。临床实际中,乳腺纤维腺瘤患者时常兼有甲状腺结节、子宫肌瘤、卵巢囊肿等疾病中的一种或几种,虽然从西医角度看属于不同系统疾病,但根据中医理论,其病因病机相似,均有气滞、血瘀、痰凝的病理基础,且与情志因素密切相关。治疗上以疏肝理气、活血化瘀、化痰散结为法,可选小金丸、乳癖散结胶囊等中成药小剂量服用。

该病的中医治疗,除上述整体观念外,还需注意定期复查,包括钼靶、超声以及穿刺,避免漏诊乳腺癌。此外更应注意用药的剂量和疗程,因纤维腺瘤一旦形成,完全消失的可能性不大,患者对此要有清楚的认知。服用中药能在一定程度上改善症状、延缓发展、缩小腺瘤体积,需要一个长期的过程,所以选用中成药,小剂量服用,增加患者的依从性,也可以减少药物的胃肠道反应和肝肾功能影响。即使是小剂量服用,也应定期复查肝肾功能,在病情有所改善的基础上,选择间断服药,避免长期服药或短时间内大量服药。

5. 产后缺乳就要大补吗

产后缺乳又称"乳汁不足",指哺乳期内产妇乳汁甚少或全无,不能满足哺育婴儿的需要。本病始见于巢元方《诸病源候论》:"妇人手太阳、少阴之脉,下为月水,上为乳汁……既产则水血俱下,津液暴竭,经血不足,故无乳汁也。"

中医认为,产后缺乳的发病机制有两类。一是气血虚弱,化源不足,无乳可下;二是肝郁气滞,乳道被阻,乳不得下。前者素体气血虚弱,复因产时失血耗气,或脾胃虚弱,气血生化不足,以致气血虚弱,冲任失养,无以化乳,则产后乳汁甚少或全无。后者多易抑郁,或产后七情所伤,肝失条达,气血不畅,以致冲任二脉涩滞,阻碍乳汁运行,因而缺乳。气血虚弱者,产后乳少,甚或全无,乳汁清稀,乳房柔软,无胀满感,神倦食少,面色无华,舌淡,苔少,脉细弱。治法补气养血,佐以通乳。方用通乳丹、四物汤加花粉、王不留行等。肝气郁滞者,产后乳汁涩少,浓稠,或乳汁不下,乳房胀痛,情志抑郁,胸胁胀痛,食欲不振,或身有微热,舌淡红,苔薄黄,脉弦细或弦数。治法疏肝解郁,活络通乳。方用下乳涌泉散。也可以针灸治疗,取膻中、乳根(温灸)、少泽、天宗等穴。血虚加肝俞、膈俞;气滞加内关、期门。

除上述治疗方法外,还有诸多食疗方法可以选用,但应注意避免温补太过,造成乳汁浓稠,排出不畅,反而容易引起急性乳腺炎,造成不必要的伤害。

(王小岗)

第二节　乳腺癌的中医辅助治疗

中医药是中华民族的瑰宝,凝聚着深邃的哲学智慧和中华民族几千年的健康养生理念及实践经验,中医在乳腺癌的治疗和康复中发挥着重要作用。

一、中医在乳腺癌治疗中的作用

1. 中医与西医治疗有什么不同

中医和西医是两种具有不同理论体系的医学。首先二者的文化背景不同,中医源自东方文化,以和谐、守护为主,西医源自西方的征服、攻击性文化,所以中西医的治病理念、治疗方法各不相同。西医多以战争模式为主,把疾病视同敌人,以找到病因、消灭疾病为目的,相对而言比较短平快、精准狠,但往往顾全整体不够,容易顾此失彼,引发相关不良反应,治疗成本高。中医则以平衡模式为主,认为疾病是各种原因致机体内环境紊乱、阴阳不平衡所致,治疗上则以治人为主,强调整体观念、辨证论治、治未病,通过药物、针灸、推拿、饮食、心理、运动等多种方法,调节人体气血津液、脏腑经络等功能,扶正培本,祛除痰湿、瘀血等病理产物,达到气血运行畅通、阴阳平衡的目的。中药多以天然的植物类、动物及矿物类药物为主,毒副反应少,其中很多药物也是药食同源的食品,起养生保健作用,但在恶性肿瘤的治疗方面起效较慢,需要选择合适的时机。

2. 中医防治乳腺癌

中医称乳腺癌为乳岩,其病因病机主要有机体脏腑功能失调,气血亏虚,邪毒乘虚而入,日久成积;或七情内伤,忧思郁结,所愿不遂,肝脾气逆,气滞血瘀,聚结而成;或外感六淫之邪,包括物理、化学、生物等致癌因素,日久化热化火,邪毒瘀热,蕴阻经络,结为癌瘤;或饥饱劳累过度,损伤脾胃,水湿不化,痰浊内生,积久成块。中医认为乳腺癌发生发展的根本原因是人体正气亏虚,情绪、饮食、劳累是其重要因素。治疗上强调治病求本,以扶正培本、行气活血、化痰散结、清热解毒、调理冲任为原则,主张形神合一,医养结合,药疗、食疗、心疗、运动疗法四位一体,祛除病因,促进机体康复。

3. 手术及放化疗期间能不能吃中药

有人说"西医手术、放化疗、靶向及内分泌治疗过程中不能服用中药,中药会影响西医的治疗效果"。其实不然,中医与西医虽然是两套不同的理论体系,其文化背景、治病理念、对人体和疾病的认识、疗效标准、诊断方法及所用药物等各不相同,但二者各有所长。西医多采用分子结构明确的化学药品,作用精准、起效快,中医则采用天然的植物类或动物类及矿物类药物,注重整体调理,辨证辨病辨体治疗,更注重治病求本,因人因时因地制宜,心疗食疗药疗及运动疗法相结合,在乳腺癌手术及放疗、化疗、靶向治疗及内分泌治疗过程中,一般以益气养血、健脾和胃、滋补肝肾等扶正培本治疗为主,辨证施治,随症加减,不仅可增加放化疗的疗效,而且可以防治手术相关并发症及减轻放化疗的毒副反应,中西医结合可达到事半功倍的效果。当然放化疗期间不建议吃一些以毒攻毒或太过寒凉的中药,以免加重肝功能、肾功能的损伤及恶心、呕吐等胃肠道反应。

4. 中医如何配合西医治疗

一方面,中医扶助正气、培本固元法能够保护人体五脏六腑及气血津液经络等脏器功能,调节自身的生理平衡,提高机体自身的抗病能力和自我修复能力,阻止癌症转移,如三阴性乳腺癌患者经过标准的西医治疗后,服用中药扶正培本、解毒抗瘤能够预防复发转移,晚期乳腺癌患者经中医辨证治疗不仅能改善疼痛、失眠、疲乏、厌食等症状,提高生活质量,还能带瘤生存,延长生存时间。另一方面,西医的化疗、放疗、内分泌及靶向治疗均会带来一定的不良反应,中医合理配合可以锦上添花,减轻相关毒副反应,改善患者生活质量,提高治疗的依从性,具体方法如下:①配合化疗:化疗缺乏对肿瘤细胞的选择性杀伤,在杀伤癌细胞的同时,也会损害胃肠道系统、骨髓造血系统及免疫功能等,中医用陈皮、半夏、焦三仙、鸡内金、红枣、山药等中药,或针刺足三里、内关等穴位,达到健脾和胃、降逆止呕的效果;用黄芪、黄精、当归、鸡血藤、三七、生熟地、枸杞子等中药,或针灸太溪、足三里、气海、关元等穴位,达到补气养血、滋补肝肾的目的;化疗过程中也会出现肝功能损伤、心脏毒性、周围神经麻痹等情况,可以分别采用疏肝清热、益气养血、祛风通络等方法防治。②配合放疗:放疗过程中,热毒伤阴的情况比较多,舌象多表现为有裂纹、舌苔少,如出现发热、咳嗽、胸闷、气短等放射性肺炎的症状,中医防治常采用益肺养阴、止咳化痰、宽胸理气的方法,服用沙参、麦冬、瓜蒌皮、百合等中药,也可服用天然虫草或虫草制成的中成药预防放射性肺炎;如皮肤出现干燥、疼痛、脱屑等放射性皮炎的症状,中医使用清热解毒、养阴润燥的金银花、连翘、蒲公英、花粉、丹皮、红花等中药内治外治相结合。③配合内分泌治疗:在内分泌治疗的过程中辅助中医疏肝凉血、调理冲任的丹栀逍遥丸、知柏地黄丸等经典方剂防治各种更年期综合征的症状;辅助补肾壮骨、活血通络的补骨脂、肉豆蔻、骨碎补、透骨草、土鳖虫等改善关节疼痛,提高骨密度;辅助健脾祛湿、活血化瘀的红曲、山楂、荷叶、丹参等改善血脂代谢。④配合靶向治疗:赫赛汀等靶向治疗可能引起心悸、胸闷、乏力等心脏毒性症状,中医认为是心气不足,鼓动无力,用当归、黄芪、甘草、丹参、党参等中药以益气补血、养心安神;吡咯替尼等靶向药物可引起腹泻,中医用生黄芪、党参、石榴皮、诃子、肉豆蔻、补骨脂等健脾益气、涩肠止泻可以有效防治。

二、中医对乳腺癌患者康复阶段的饮食与运动指导

1. 乳腺癌患者在饮食上有什么忌口,什么是发物

"忌口"指服药期间能减低药效或产生副作用的食物禁忌。忌

口应因人、因时、因地制宜：阴虚体质的患者应少食辛辣的食物，阳虚体质的患者应少食寒凉的食物；在秋冬季节可食用如海参等温补之品，但进入夏季后气候炎热，再继续大量食用就容易出现口干舌燥、口鼻流血等症状；南方地区气候较为湿润，口味偏辛辣，辣椒性热而散，可祛水湿，但北方地区气候干燥，口味过于辛辣易导致上火。此外，服用某些中药的同时也应忌食某些食物，如鳖甲忌苋菜、荆芥忌鱼蟹、天门冬忌鲤鱼、人参忌莱菔子和萝卜等。总之，食品不是毒品，乳腺癌患者没有绝对的"忌口"，饮食应以均衡多样化为主，不要因太多的条条框框而束缚自己，影响营养及心理。"发物"指可以诱发旧疾，激发新病，或妨碍治疗，影响康复的一类食物。对于激素依赖型的乳腺癌患者，一些可能含有雌激素的食物应减少食用，如蜂王浆及在饲养过程中大量使用含有激素饲料的鸡、鸭等。

2. 乳腺癌患者可以饮用牛奶、豆浆、咖啡或茶吗

答案是肯定的，都可以饮用。有患者认为豆浆含有雌激素，饮用后增加激素依赖型乳腺癌的复发风险，这种观点是不正确的，豆浆中含有的是植物性雌激素，对乳腺癌细胞并没有激活作用。当然，睡眠较差的患者应尽量少饮用咖啡和浓茶，以免影响睡眠；部分患者饮用牛奶后易腹泻，同样不应大量饮用。所以怎么喝，喝多少，要因人而异。

3. 乳腺癌患者能服用哪些补品

补品指补充人体缺乏的营养物质，提高人体抗病能力，消除虚弱症的食品或药品。中药有补气、补阳、补阴、补血之分，应根据个人的症状和体质选择相应的补品。常感到疲乏无力，有自汗等气虚症状的患者，可选择如太子参、黄芪等补气药；出现如盗汗、五心烦热等症状的阴虚患者，可选择百合、玉竹、石斛、西洋参等补阴药，也可阴中求阳，在补阴的基础上适当加如肉苁蓉、鹿角胶、杜仲等补阳的药物；补血的药物有龙眼肉、枸杞子、阿胶等。当然，人体是一个有机整体，在生命活动过程中，气、血、阴、阳相互依存和影响，常常阳虚多兼气虚，阴虚多兼血虚，故补阳、补气之品，补阴、补血之品，常配合服用。

4. 哪些中药可以代茶饮

中药代茶饮,指用中草药与茶叶配用,或以中草药(单味或复方)代茶冲泡、煎煮,然后像茶一样饮用。代茶饮服用方便,可调理身体,下面介绍一些适宜乳腺癌患者的代茶饮:①菊花茶,选用苏杭一带所产的大白菊或小白菊最佳,可疏肝明目,清热解毒,对肝郁上火、双目干涩、视物昏花者较为合适,但对脾胃虚寒者不宜。②玫瑰花茶,可疏肝解郁,活血调经,有舒缓心情,养颜美容的功效。③莲子心茶,可清心安神,降压去脂,对心烦意乱、失眠多梦者有较好疗效,但不宜久服。④荷叶茶,可清心平肝、降压利尿,对乳腺癌合并高血压、高血脂、肥胖者较为适宜。

5. 中医强身健体的运动方式有哪些

中医的传统功法如八段锦、太极、易筋经、五禽戏等有氧运动,其动作柔和连绵,滑利流畅,有松有紧,动静相兼,气机流畅,骨正筋柔,每个动作都能调动身体的不同部位运动起来,配合呼吸吐纳,可改善神经体液调节功能和加强血液循环,对腹腔脏器有柔和的按摩作用,对神经系统、心血管系统、消化系统、呼吸系统及运动器官都有良好的调节作用。

【小结】祖国医学博大精深,经过千年锤炼,自成体系。无论是良性疾病还是恶性疾病,都可以从中医治疗中获得有益的帮助。患者及家属需要正确认识中医中药的长处,合理使用,使中西医有益结合,为患者提供助力。

(万冬桂)

第九章 乳腺癌放射治疗

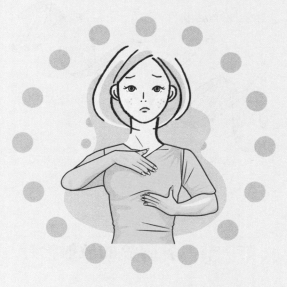

放射治疗（简称放疗），顾名思义就是通过放射线对病灶或其周围区域进行照射从而起到治疗和预防作用。原理主要是应用高能射线（X射线、β射线、γ射线、α射线等）照射肿瘤细胞，通过直接轰击肿瘤细胞DNA对其进行杀伤，或通过轰击其他分子（细胞内外主要为水分子）产生自由基（带电分子）进而影响细胞功能和遗传物质稳定性，从而对肿瘤组织起到杀伤作用。乳腺癌放疗中常用X射线和β射线（高速电子）对特定区域进行照射。

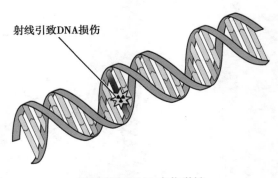

射线引致DNA损伤

射线轰击 DNA 内化学键

第一节　乳腺癌的放射治疗

自1895年伦琴发现X射线后，仅仅4年也就是1899年就应用放射线治愈了第一例皮肤癌患者。放射治疗经历了百余年实验、论证和研究，目前依然是肿瘤治疗核心三大手段之一（手术、放疗、化疗)。WHO 曾统计约 45% 的癌症患者可以达到治愈,其中手术根治贡献 22%,放疗贡献 18%,化疗贡献 5%。至 2005 年再次统计,所有癌症治愈率已达 55%,三大手段的贡献比例为手术 26.95%、放疗 22%、化疗 6.05%,由此可见放疗在肿瘤治疗领域的地位之高。本节将主要介绍乳腺癌治疗过程中放疗的应用。

一、放疗的发展

不可否认,由于种种原因早期放疗确实副反应较大,但随着医学家及科学家百余年的探索、总结及近 30 年计算机技术的极速发展,现代放疗技术的副反应较以往已经大大下降。既往的常规放疗往往是 1~3 个方形或长方形的照射野对人体进行照射,而肿瘤或需要预防的区域往往是不规则形状,这就造成很多区域接受了无辜的照射,而目前采用的调强放疗技术是电脑计算设计后,通过多组精密的叶片(多叶光栅)在各个方向形成复杂图形后对肿瘤进行立体照射,这就在保证放射线从各个角度集中照射肿瘤的同时大大减少了正常组织所接受的照射剂量,因而现代放疗的副反应已较传统放疗下降许多,并非大家想象的无差别轰炸。

二、乳腺癌放疗

1. 放疗是不是对正常组织和肿瘤进行无差别轰炸

从纯粹的生物学特性上讲,即使正常组织和肿瘤组织接受的放疗剂量相同甚至更高也是肿瘤"更受伤",因为正常组织中细胞往往处于相对静止的稳定期,这时候遗传物质(DNA)处于一个稳定双螺旋状态,而肿瘤大多处于非常活跃持续分裂增殖的状态,很多细胞的 DNA 处于不稳定的单链状态,单链状态的遗传物质更容易因被射线轰击从而出现问题(可以理解为一根筷子比两根在一起的筷子更容易被折断),也就是肿瘤对射线的敏感性更高。

2. 放疗后身体会带有辐射吗

可以把放疗想象成一个人被灯光照亮,只要关掉电源或人离开照射区"光"会立马从身上消失,并不会因为被光照过而变成一个发光体。因此,除放射性粒子植入治疗外(类似于在身体里植入了光源),常规放射性治疗操作(外照射、后装内照射等)不会使人体带有辐射。乳腺癌放疗应用的是外照射治疗(常规放疗、适形放疗、调强放疗等),患者放疗后可以放心与家人近距离接触,包括儿童。

3. 什么是放疗前定位,仅仅是在患者身上画线吗

定位就是确定治疗时位置的过程,这个"位置"有两重意思,一是确定肿瘤或高危复发区域的位置,二是确定治疗时患者的身体与治疗仪器之间的相对位置及姿势。由于放射治疗往往要 15~30 次不等,而每次治疗实施都是依据定位时的 CT 扫描情况制定的(医生后续会根据此次扫描的数百幅 CT 图像逐层勾画出需要放疗的区域范围),每次治疗能否精准地重复定位时的位置和姿势并在每次治疗过程中保持住尤为重要,因此舒适的姿势、精准体位固定装置和体表标记线是定位中的核心。简而言之,定位就是要用舒适且可重复的特殊姿势(通常需要装置辅助)进行的一次 CT 扫描,扫描后在身上画线(相当于身上的三维坐标),每次治疗过程都通过体表标记线和辅助装置重复当时体位,从而做到精准治疗。

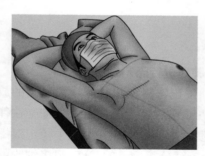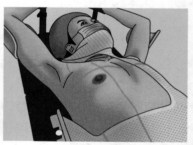

放疗定位图

注:左侧图为应用气垫辅助摆位姿势;右侧图为应用托架及体膜辅助放疗摆位,上抬手臂主要是为了让手臂躲避射线,避免无辜受照。

4. 乳腺癌术后放疗需要照射哪些区域

(1)保乳手术后的放疗区域主要为:患侧全乳区域,多数患者还需要在瘤床区(肿瘤原来所在的区域)额外增加放疗剂量,个别患者需要照射锁骨上区、内乳和腋窝区。

（2）改良根治术后（乳房全切）的患者,如果淋巴结转移数目 ≥ 4 个则需要进行术后放疗(1~3 个淋巴结转移的患者是否放疗需根据具体病理情况商议),需要照射的区域包括患侧胸壁、锁骨上区、部分腋窝,部分患者还需要进行内乳区照射。

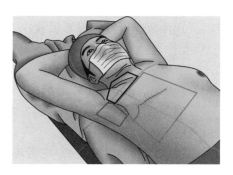

放疗范围示意图

注：红色区域为胸壁大致区域,黑色区域为锁骨上大致区域,蓝色区域为腋窝区大致区域。

5. 为什么乳腺肿物已经切除甚至整个乳房都被切除还要做乳房或胸壁的放疗

癌细胞扩散除了顺着血管和淋巴管转移的方式外,还可以直接在比较疏松的组织内(如脂肪、皮肤)"游泳",遇到比较致密的组织(如胸部肌肉、肋骨等)才会停下来。单体的癌细胞十分微小(头发直径的十分之一),肉眼和目前的影像检查(磁共振、CT、超声等)均无法发现其所在位置,很多患者手术后在乳房内或皮肤上仍残留分散的癌细胞,因此需要应用射线将残余的癌细胞进行杀灭。统计表明,如果应做放疗而未进行放疗,约 50% 的患者会在两年内复发。

6. 为什么要照射锁骨上区

乳腺癌主要通过淋巴管进行转移,以乳腺为中心分别会向腋窝区、内乳区和锁骨上区的淋巴播散。由于锁骨上区的大概位置在喉结的下缘到锁骨之间,该区域有许多重要的神经血管,手术清扫后并发症的概率较高,因此目前不做常规的手术清扫。当患者腋窝发现 ≥ 4 个淋巴结转移时日后锁骨上转移的概率较高(可能是已经转移但肉眼和影像检查尚无法发现),因此这部分患者需要对锁骨上区域进行预防照射。

7. 所有乳腺癌做了保乳手术之后都需要做放疗吗

为达到与乳房全切相同的疗效,绝大多数患者行保乳手术后都需要进行放疗,但以下几种情况可以考虑不做放疗或不能做放疗。

(1) > 70 岁的老年女性且肿瘤小于 2cm、没有淋巴结转移、激素受体阳性(ER、PR 阳性)的患者可以考虑不做术后放疗。统计表明,同时满足以上所有条件的患者,保乳术后行术后放疗虽然复发概率会大幅降低,但总的生存时间没有区别,这部分患者如果身体状态较差基础疾病较多,可以考虑不做术后放疗。

(2) 胶原性血管病(红斑狼疮、皮肌炎等)患者不建议做保乳术后放疗,因为这部分患者经过放疗可能会产生严重的乳房纤维化从而使乳房变硬,有的患者乳房甚至会硬如磐石,这就失去了保乳初衷(美观、保留器官、减少并发症)。因此,胶原血管病患者不建议保乳,如果坚持做了保乳手术也不建议术后放疗。

(3) 确定单发的原位癌患者,理论上由于没有发生癌细胞浸润,手术切除后应该可以免于放疗,但因为没有做乳房全切,凭目前的影像技术手段很难确保乳房内没有其他病灶,因此这部分患者是否需要做术后放疗现在仍有争议。

8. 已经出现转移的患者放疗的作用是什么

(1) 减轻症状:首先,放疗的止痛效果十分明显,尤其是骨转移疼痛时,放疗可达到 70% 以上的有效率,这部分患者有一半以上可以完全停止服用止痛药,是十分经济且鲜有副作用的止痛方式。其次,在关键位置转移的患者如脑转移、肿瘤压迫重要血管的情况下,放疗可以缩小局部肿瘤,减轻压迫症状,改善生活质量。

(2) 延长生存时间:传统观念认为,已经出现转移的患者局部治疗仅能减轻症状,对延长生存时间无明显帮助,但随着研究的深入发现某些转移性肿瘤的患者经过药物治疗并不会出现十分广泛的全身转移,而是转移灶局限在某几个部位并且稳定存在,SABR-COMET研究对于这类患者的残余病灶进行积极的立体定向放射治疗可以提高一倍的生存时间。因此,存在这类情况的乳腺癌患者应到放疗科就诊。

9. 应该选择短程放疗还是长程放疗

传统的放疗为 25~30 次,每周一至周五进行放疗,总时长近一个半月,这给很多患者尤其是异地就诊的患者增加了时间成本。近年来国内外很多研究都在尝试如何保证疗效的同时缩短放疗时长,我国也进行了一项大规模研究来探索这一方案是否可行。具体方案将放疗缩短至 15~18 次,目前已有 5 年的随访结果,数据表明 5 年内两种方案的生存率、复发率和副反应没有差别。但由于乳腺癌平均生存期较长,常以 10 年甚至 20 年计,所以在目前长期随访数据仍未得出情况下,广泛地常规应用短程放疗仍需谨慎考量各方面利弊。

第二节　放射治疗的副反应及防治

放疗的副反应多发生在放疗区域内,也就是射线照射哪里通常哪里才会有反应,放疗副反应达到一定程度是需要暂停治疗(即使暂停治疗会降低疗效),因为严重的副反应也可能危及生命。

一、皮肤反应

皮肤反应是最常见同时也是最显而易见的副反应,因此也是患者最为关注的一点。皮肤作为重点照射的目标之一,通常会在照射10~15 次时逐渐出现放射区域的皮肤变深,至 20~25 次时部分患者会出现小面积的皮肤破溃,个别患者会出现大面积皮肤破溃甚至出血坏死,护理不当可能产生感染,而且由于放疗产生的反应有延迟性,有些患者皮肤反应最严重的时间在放疗后 1 周左右。

预防措施　首先要和医生了解具体放疗的范围(是否照射锁骨

上区,是否照射腋窝等),相应范围的皮肤要重点保护,比如放疗期间和放疗后不用刺激性洗剂(香皂、浴液等)对放疗范围内的皮肤进行清洗,在没有破溃时建议患者仅用清水清洗,若已经出现破溃一定要咨询主管医生进行处理而不建议自行清洗。同时在日常生活或洗澡时尽量减少摩擦和抓挠放疗区域的皮肤,贴身衣物尽量穿纯棉制品(真丝、羊毛、化纤等衣物对皮肤均有较大刺激),尤其在放疗中后期和放疗结束后的前两周,这段时间皮肤非常脆弱很容易破溃,有些患者因为放疗产生局部皮肤瘙痒或起皮(类似于晒伤)就抓挠或搓洗,产生了大片皮肤破溃,导致后期放疗被迫中断甚至皮肤感染。如果已经出现破溃,除了尽快找主管医生进行处理外,不是很深的溃疡建议尽量透气。这里还要强调一点,有皮肤皱褶的地方(如体型偏胖的患者双臂上举时锁骨上区域以及大乳房患者保乳术后患侧乳房下方皱褶处等)格外容易出现严重的皮肤反应,尽量要让这些位置保持干燥及清洁。

二、骨髓抑制

放疗每次 5~10 分钟不等,在此期间人体内的血细胞在血管内可以完成数次循环,射线照射会引起血细胞数量下降即产生骨髓抑制,尤其是放疗前经过数次化疗的患者,血细胞下降得更明显。当以上指标低到一定程度就需要进行药物干预,否则会造成抵抗力下降、贫血、出血等情况。以上指标明显下降时患者可能会有乏力明显加重、头晕、皮肤无诱因出现青紫等情况,也可能没有任何症状。

预防措施　首先,放疗期间要定期复查血常规来监测血象指标,如果某项指标下降很快,即使没有达到正常值以下也可以考虑请主管医生给予预防性药物干预。另外,放疗期间保证足量的动物蛋白质(瘦肉、鸡蛋等)摄入,也可以减少血象指标严重下降的发生率。如果白细胞或中性粒细胞数值较低应注意预防感染。血小板低时应注意避免磕碰,如果身上有瘀斑或出血要及时告知主管医生。

三、患侧上肢水肿

人体除了血管外,体内还有另外一套管道系统即淋巴系统,癌症的主要转移途径就是通过淋巴途径,当淋巴系统受到诸如手术或放疗等影响时,相应部位就可能会出现淋巴液回流障碍,从而引起局部肿胀。乳腺癌术后放疗如果照射腋窝区域,可能引起上肢水肿(尤其是做过腋窝淋巴结清扫的患者发生概率更高),多数都是轻微且可以恢复的水肿,但也有极个别患者会出现非常严重的不可逆的水肿。

预防措施　放疗主管医生会告知放疗区域包括腋窝区,尤其是术后上肢曾出现水肿的患者去淋巴水肿门诊就诊(具体治疗详见第十章相关内容)。

四、放射性肺炎

乳腺癌放疗中胸壁(保乳术后外加乳房)的放疗几乎是必选项,而肺和胸壁是紧密相邻的关系,肺部对射线十分敏感,乳腺癌放疗 1/10 的射线剂量就可能对肺产生明显影响,而射线由胸壁衰减到足够低的距离通常至少需要 2~3 厘米,因此对胸壁照射时不可避免地会对肺产生影响,称之为放射性肺损伤或放射性肺炎。但大家不用太过担心,多数患者的放射性肺炎是无症状性的且不需要治疗。但仍有少数患者会产生严重的放射性肺炎,甚至会危及生命,目前仍无法有效识别哪些患者更易发生放射性肺炎。

预防措施　放疗的副反应具有迟发性,因此放射性肺炎不仅发生于放疗期间,也可以发生在放疗后 6 个月内,高发期是放疗期间和放疗后 3 个月内,早干预早治疗是避免发生严重放射性肺炎的关键,早期识别症状性放射性肺炎需要患者及时向主管医生汇报疑似症状,患者应谨记以下三个症状:发热、胸闷(或呼吸困难)和咳嗽,多数放射性肺炎前期都会有上述症状之一,不过这些症状并不典型,很多其他原因引起的肺炎(病毒性、细菌性)也可能发生,一旦发生这些症状要尽快联系主管医生进行排查,鉴别引起症状的病因(不同原因肺炎的治疗方案大相径庭),尽快治疗。另外,如果在放射性肺炎高发期出现感冒、其他原因的肺炎,也容易诱发产生放射性肺炎,患者在这段时间应尽量避免感染,如家中或工作单位有其他人感冒,应与其保持足够距离。只要做到以上几点,放射性肺损伤演化成严重的放射性肺炎的概率在乳腺癌患者中还是很低的。

五、心脏损伤

心脏位置在胸腔内左前方,与肺组织相似,在左侧乳腺癌术后放疗时射线影响区域难免会涉及心脏区域,尤其是走行于心脏前方的冠状动脉左前降支(放置心脏支架最常见的位置)与胸壁距离最近(多数患者冠脉与胸壁距离不足 1cm)。统计表明,心脏接受平均照射剂量每升高 1Gy(乳腺放疗总剂量为 50Gy),心脏相关事件发生概率上升 7.4%。

预防措施 预防心脏事件发生最重要的就是降低心脏的照射剂量,主要难度在于医生制定放疗范围和物理计划,放疗期间患者需要做的就是尽量配合医生叮嘱,包括:在经济条件允许的情况下请医生选择放疗具体技术,配合医生保持好体表标记线和体位,使医生的计划得以精确实施。放疗后患者需每年复查心脏相关检查,包括心电图、心脏超声、心肌酶,有条件时还建议定期复查冠脉 CT。

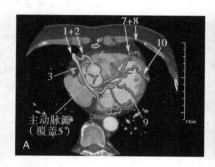
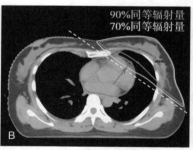

心脏放射损伤

注:A 箭头 7 所指为冠状动脉左前降支,8 所指为胸壁,两者距离非常近。B 黄色线条内为传统放疗射线照射区域,调强放疗(绿色线条内可一定程度绕开冠脉,箭头所指为冠状动脉)。

六、吞咽疼痛

当患者照射锁骨上区域时会有部分低剂量的射线照射到喉及食

管并对黏膜造成损伤,咽部及吞咽疼痛一般在放疗后 1 周开始逐步出现,2 周前后达巅峰,4 周时逐步好转,这与黏膜细胞分裂生长的周期有关。

预防措施　在放疗期间应尽量避免进食辛辣刺激性食物,避免过度用嗓。咽喉疼痛引发的不适感不用太过担心,放疗后 2 周左右会痊愈,如果疼痛影响进食可以请主管医生开一些消炎止痛药物。

七、其他副反应

臂丛神经损伤、关节纤维化、甲状腺损伤、射线诱发的第二原发肿瘤等并发症发生概率很低,不必过于担心。

【小结】通过本章介绍,大家可以初步了解放疗的重要性,同时也了解了放疗过程中可能会出现的副反应及其防治,治疗过程中患者一定要和主治医师多交流,一旦出现不适及时处理,尽量平顺地度过放疗期。

（陈大智）

第十章　乳腺癌术后肢体康复及淋巴水肿防治

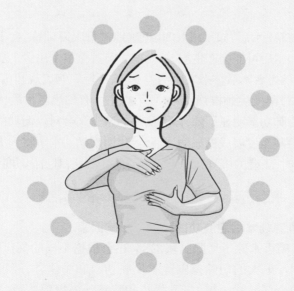

乳腺癌手术达到治疗疾病目的的同时,也给患者的身心健康带来巨大影响。及时的康复锻炼可以帮助患者重拾信心,也可以对手术后的淋巴水肿起到预防和治疗作用。本章将分别介绍术后患肢康复的知识和淋巴水肿康复治疗。

第一节　乳腺癌术后患肢康复

乳腺癌手术后,如果未及时、正确地进行康复训练,会带来很多健康隐患,如术后可能会产生肩关节、肘关节甚至整个患侧上肢的功能受限。还有的患者术后体态发生明显变化,不但影响美观和精神面貌,还会为将来过早发生颈椎病、腰痛埋下隐患。有的患者术后体力明显下降,说明心肺功能明显下降,体力活动的减少又会对代谢功能产生不利影响,最后甚至发展成糖尿病、肥胖等代谢疾病。本节将为大家介绍如何进行及时、正确的康复训练,以减少乳腺癌术后对身体功能的影响。

一、术后近期相邻关节功能障碍的防治

1. 乳腺癌术后患肢功能障碍的影响因素

乳腺癌手术除了切除肿块局部,还会根据不同的临床分期,扩大切除范围。最大的切除范围除了皮肤切口和肿块外,还可能包括胸壁前部的全部乳腺组织、皮下脂肪和腋窝的淋巴组织等。这些软组织的切除,会产生局部疼痛,尤其是肩关节,会因为术后疼痛而不敢活动。而且因为疼痛、过度保护等原因,有的患者还会长时间不敢活动肘关节、前臂、腕关节甚至手部。久而久之关节局部会发生粘连和

挛缩,产生关节功能障碍。

2. 患肢功能障碍的防治

预防的方法非常简单,及时、正确地活动各个关节,就可以有效预防关节功能障碍的发生。每个关节的活动方法如下:

(1)肩关节是受到手术直接影响的关节,早期疼痛明显阶段无须过度活动。术后 7~10 天,疼痛明显减轻后,可以开始简单的钟摆运动;拆线后,需要进行各个方向的充分活动。

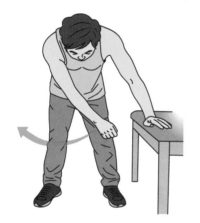

肩关节钟摆运动

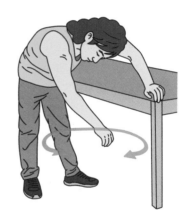

肩关节不同方向的功能锻炼

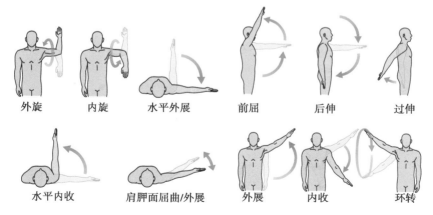

外旋　　内旋　　水平外展　　前屈　　后伸　　过伸

水平内收　　肩胛面屈曲/外展　　外展　　内收　　环转

肩关节功能康复

(2)肘关节、前臂、腕关节和手部距离手术刀口位置较远,术后早期就要开始活动,活动方法如下:

1)肘关节活动:肘关节的活动相对简单,仅有屈伸活动。

2)前臂活动:前臂有两个活动方向,一个是让手从手心朝上的方向转为手背朝上的方向,称为旋前运动。另一个是相反方向的,从手背朝上转为手心朝上的动作,称为旋后运动。

3)腕关节可以进行四个方向的活动,外展和内收、掌曲和背伸。

4)手部有很多小关节,可以通过握拳和手指充分伸展来完成。

以上所有关节活动每日进行 3~4 次,每次每个动作重复 5~10下,逐渐增加相应方向的活动范围以达到最大范围。术后 2~3 周,上肢所有关节应达到与健侧相同的活动范围,如果仍有差距,请尽早到康复科就诊。

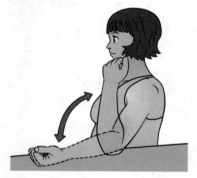

肘关节屈伸运动

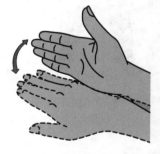

前臂旋前和旋后运动

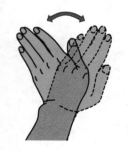

腕关节外展、内收运动

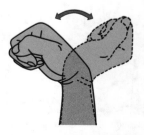

腕关节掌曲、背伸运动

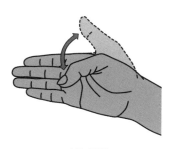

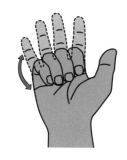

手指锻炼　　　　　　　　手部小关节通过握拳、伸展运动

二、脊柱形态变化的防治

乳腺癌术后患者，因为疼痛和情绪，经常出现含胸驼背的体态，这对于脊柱健康非常不利。正常的脊柱坐、站的时候，耳朵、肩、腰骶均在一条垂直直线上。正确的站立姿势是挺胸抬头收腹，人在尽量站直、站高的时候就是理想的站立姿势。正确的坐位姿势：坐到椅子的最深处，用靠背保持脊柱直立，同时注意头不前探。

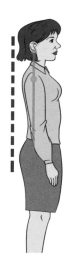

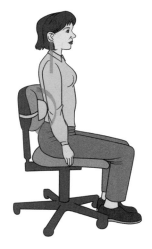

正确的站姿和坐姿可保持脊柱健康

三、体育锻炼

乳腺癌术后,完成放疗化疗等临床治疗后,或在治疗间隙,病情稳定的时候,要尽早开始体育锻炼,避免心肺功能下降及代谢改变。

手术后,在开始体育锻炼前,患者可以先从恢复简单的家务劳动开始,适量的家务劳动对患者有利无害,但注意不要过度劳累,尤其不能使患侧上肢过度劳累。能够完成一定量家务劳动后,可以开始体育锻炼。

体育锻炼包括有氧运动、抗阻运动、柔韧性锻炼和平衡锻炼。这几个方面的锻炼应相互结合。WHO 发布了一份关于体力活动和静息行为的全球指南,建议每周进行 150~300 分钟中等强度的运动或 75 分钟高强度运动。而且建议每周至少有 2 天进行中等或更高强度的肌肉训练。

有氧运动包括健步走、慢跑、游泳、功率自行车等运动。乳腺癌患者有发生淋巴水肿的风险,因此不建议进行球类运动等上肢活动量过大的运动。

抗阻运动是以增强肌肉、增加力量为目的的运动,可以是健身房的"撸铁"运动,也可以利用弹力带、沙袋等简单运动器械进行。同样为了避免诱发或加重上肢淋巴水肿,不建议进行大负荷的上肢力量训练。乳腺癌术后的肌力训练以下肢肌肉力量训练为主。

柔韧性训练包括各种牵伸训练,目的是保持关节的灵活性。每个人的先天柔韧性会有很大差异,因此不必强求,适度牵伸,并循序渐进即可。

平衡、协调和灵活性训练,一般指广播操、舞蹈、太极拳、剑类运动,此类运动大多集体进行,可以愉悦身心,非常推荐。

另外值得注意的是,全身运动需要有正确的呼吸模式作为基础。吸气过程中,胸廓各个方向包括腹部均会发生均匀的膨隆,呼气过程中各个方向会发生均匀的回缩。

最后用钟南山院士的金句与大家共勉:体育运动应该像吃饭、睡觉一样,成为生活里必不可少的组成部分。

第二节　乳腺癌术后淋巴水肿的防治

淋巴水肿指液体在四肢（手臂或腿部）蓄积。淋巴系统是身体的一套管道网络，类似于血管系统，但其输送的不是血液，而是淋巴液，淋巴结属于该系统。淋巴系统中的淋巴流动受阻时，即可发生淋巴水肿。乳腺癌手术可损伤腋窝的淋巴结或淋巴管，导致淋巴水肿。乳腺癌术后淋巴水肿的发生率相当高，不同文献报道的乳腺癌患者淋巴水肿的发生率从 13%~30% 不等。淋巴水肿一旦出现，会给患者术后的生活带来或轻或重的影响，应提高警惕，预防大于治疗，早发现早治疗。

一、乳腺癌术后淋巴水肿

淋巴水肿一般不会在术后即刻发生。研究报道，乳腺癌治疗后 2~3 年内，淋巴水肿的发生风险最高。淋巴水肿会导致肢体肿胀、酸痛，受累肢体有紧绷感或沉重感，甚至出现受累肢体活动困难，粗细差异明显，严重的淋巴水肿经常会因为很小的外伤而出现感染。

1. 乳腺癌术后淋巴水肿的诱发原因

虽然一部分淋巴水肿的发生无法绝对避免，但仍有一部分淋巴水肿可以找到明确的诱因。据研究，微小的破溃（抽血、输液、倒刺、烫伤等）、紧身衣、过紧的首饰、测血压、提重物、劳累、体重增加等可能诱发淋巴水肿。

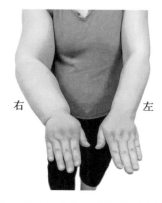

右

左

右侧乳腺癌改良根治术后，右侧上肢淋巴水肿，较左侧上肢明显增粗

2. 淋巴水肿的预防

淋巴水肿有迹可循,因此应注意防护:保持皮肤清洁,每日用温和的肥皂清洗皮肤;不要修剪指甲周围的皮肤或切割甲根部外皮;使用乳液避免皮肤干燥和开裂;每次外出时都要使用防晒霜;尽量避免患肢皮肤外伤;如果上肢、手部出现小的切口、刮伤或蚊虫咬伤,应使用温和的肥皂充分清洗,然后涂抹抗生素乳膏,若没有迅速痊愈或有感染征象,请尽快就医;尽可能避免对有淋巴水肿的肢体进行注射、抽血和静脉内插管,避免其他会刺伤皮肤的操作,如针灸或文身等;不要在有淋巴水肿的手臂常规测量血压;尽量避免桑拿浴、蒸汽浴和热水缸浴;避免患侧手臂劳累;穿戴宽松的衣服和饰品,除非是医护人员要求使用的特殊衣物或绷带;控制好体重;不要让手臂长时间静止地垂在身体一侧,可能的情况下尽量抬高患肢;坐位或平躺时用枕头垫高肢体。

二、乳腺癌术后淋巴水肿治疗

淋巴水肿的发生有时是不可避免的。即使做到了上述所有注意事项,淋巴水肿也可能发生。一旦发生淋巴水肿,尽早积极治疗,将会有良好的效果。

1. 监测

乳腺癌术后建议定期监测肢体围度,因为一些淋巴水肿发生时,肢体围度的变化会早于症状的出现。肢体围度的测量方法非常简单,用一根软尺,选择一个固定的部位(掌指关节、腕关节、肘横纹上下各 10cm)测量周径,同时测量健侧同样水平的周径,并做记录,一旦出现周径的明显变化(一般超过 2cm),请尽早就医。另外,如果出现皮肤颜色变化、局部感觉异常等,也要尽早就医。

2. 减重

肥胖是淋巴水肿独立的危险因素,因此减重可以减轻甚至治疗淋巴水肿。如果术前体重指数不超过 24kg/m^2,则继续保持,避免体重增加即可。如果术前体重指数超过 24kg/m^2,建议减重。体重指数 = 体重(kg)÷身高(m)的平方。

3. 不同水平的加压治疗

(1)加压包扎：是使用多层填充材料和低伸缩性绷带施加外部压力的治疗方法，用于减轻淋巴水肿。可以在早期轻度水肿治疗中使用，也可以在中重度淋巴水肿晚期，配合综合消肿治疗使用。

(2)加压衣物：双向低伸缩性弹力加压衣物可施加 20~50mmHg 的压力，而且在远端产生的压力比近端更大，从而促进水肿液流动。

加压衣物需要处方才能获得，并由具备相应经验的试衣工作人员提供。需注意，正确穿着合适的加压衣物可减轻肿胀，但如果加压包扎或加压衣物不合身，则可导致淋巴水肿发作或进展。成品加压衣物不合适时需要定制。然而，随着液体转移，即使是定制的加压衣物也可能变得不合适，应每 3~6 个月更换。

(3)间歇性充气加压治疗：也称序贯充气加压治疗，是另一种加压治疗方法。使用特定设备，利用塑料袖套对患肢间歇性充气。大多数充气加压泵会由远及近地对一系列气囊序贯充气。间歇性充气加压治疗是除多学科治疗外淋巴水肿最有效的治疗方法。

4. 物理治疗

(1)手法淋巴引流：是一种类似于按摩的治疗，由经过专业培训的理疗师实施。操作时运用轻柔的压力将远端水肿液引至近端区域，试图促进皮下淋巴管充盈，促进淋巴管扩张和收缩，并增加旁路通道的淋巴流动。此项治疗一般需要配合加压包扎或加压衣物进行。

(2)物理因子治疗：也就是俗称的"理疗"，可以选择磁疗、光疗等物理因子，协助机体进行消肿治疗。

5. 综合消肿治疗

综合消肿治疗是指综合应用上述多种治疗方法，旨在减轻淋巴水肿程度并保持皮肤和支持结构的健康。淋巴水肿的各种综合治疗需要由专业的医生、护士和物理师指导进行。

6. 手术治疗

当综合消肿治疗不能缓解淋巴水肿的进程，患者因淋巴水肿出现反复严重的感染，严重影响患者的身体功能时可以考虑手术治疗。

手术治疗是目前针对严重淋巴水肿最有效的治疗方法,可以迅速缓解肢体的沉重感,解决对称性,但术后仍须定期监测,并进行相应的综合防控。

【小结】通过本章介绍,希望大家能重视术后的早期康复及形体保持,避免术后的患肢功能障碍和脊柱功能异常;淋巴水肿是影响乳腺癌患者术后生活质量的重要原因,需要及时观察,小心保护,早诊早治。

(马 钊)

第十一章 乳房疾病的疼痛防治

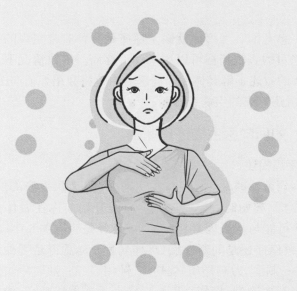

乳腺疾病门诊常见的三大症状为乳房疼痛、乳房包块和乳头溢液，其中乳房疼痛占比超过50%。疼痛经常会引起患者的焦虑情绪，进而加重乳房疼痛，因此要充分了解乳房疼痛可能的原因，减少不必要的担心。本章将介绍乳腺疾病相关疼痛的临床表现和治疗。

第一节　乳房疾病相关的疼痛

很多患者因乳房疼痛就医。疼痛是一种非常主观的感受，目前还没有绝对的客观指标可以用来评价疼痛。多数情况下，医生需要通过患者的叙述了解具体疼痛情况。本节将介绍如何向医生描述疼痛，引起乳房疼痛的疾病有哪些。

一、如何向医生描述疼痛感

1. 疼痛描述

因疼痛就诊时要和医生描述清楚哪里疼痛（疼痛部位）；什么时候开始疼痛（起始时间）；疼痛开始时或开始前你在做什么（疼痛诱因）；疼痛可能与什么因素相关（如与月经是否有关）；疼痛持续了多久，是持续疼痛还是间断疼痛（疼痛病程）；你觉得是哪种疼痛（疼痛性质）——刺痛、刀割样痛、烧灼痛、钝痛、胀痛、抽搐痛或绞痛等；你觉得疼痛有多剧烈（疼痛程度）；疼痛有无加重或减轻，如果有，可能的原因是什么（加重或缓解因素）；是否服用过镇痛药，药物是否有效等。

回答以上问题，并告诉主诊医生，有助于医生制定最合适的治疗方案。对于已存在长期癌性疼痛的患者,还可以采用疼痛日记来记录自己每天的疼痛变化情况,以制定更加个体化的治疗方案。

2. 疼痛评分

如果用打分的形式来体现,0 分代表无痛,10 分代表最严重的疼痛(如生孩子般的疼痛),你觉得有几分? 0~3 分为轻度疼痛(不影响食欲、睡眠和日常生活,尚可忍受),4~6 分为中度疼痛(影响日常生活,疼痛感会中断工作和日常活动,较难忍受),7~10 分为重度疼痛(严重影响日常生活,睡眠差,难以忍受)。用于癌痛评分的评估事件包括"目前"的情况,"最严重"的情况,"一般(平均)"的情况和"过去 24 小时内疼痛最轻时"的情况。

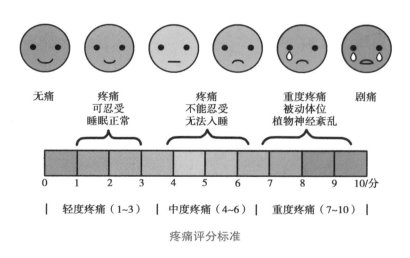

疼痛评分标准

二、乳房相关疼痛

乳房疼痛是许多患者就诊的原因。乳房疼痛到底是不是病呢,乳房疼痛又与哪些生理或疾病相关呢?

1. 生理性疼痛——乳房疼痛不一定是病

许多女性在月经前 3~5 天会出现乳房胀痛的症状,这种胀痛俗称"乳腺增生",与雌、孕激素的周期性变化导致乳腺上皮细胞变化有关,常导致乳房胀痛,可累及一侧或两侧乳房,以一侧偏重多见。疼痛与月经周期及情绪相关,常在月经前出现胀痛或刺痛,且有肿块物触及感,月经后疼痛及肿块感明显减轻或消失。疼痛的部位可能不限于乳房,有时会放射至腋窝和上臂内侧等部位。不伴有明确肿物的乳腺增生属于生理性改变,一般无须特殊治疗,如果疼痛严重,影响日常生活,可在医生指导下进行生活方式的改变、调节情绪,中医中药经常有独到的效果。

2. 病理性疼痛——哪些乳房疾病会痛

乳腺的良性、恶性疾病均可能导致乳房疼痛的症状,乳腺尾部的病变还常常引起同侧腋下或肩背部的牵涉性疼痛。可能引起乳房疼痛的疾病有:急性哺乳期乳腺炎、非哺乳期乳腺炎、乳腺(纤维)囊肿、乳腺癌等。

(1)急性哺乳期乳腺炎:主要发生于哺乳期女性的急性疾病,局部表现为红、肿、热(皮肤温度升高)、痛,同时可伴全身不适、发热等症状。乳腺炎引起的疼痛通常表现为剧烈的、锐性的疼痛。急性哺乳期乳腺炎重在预防,保持乳汁通畅和皮肤完整是最重要且有效避免疾病发生的手段。如果发生乳腺炎,请及时就医。乳腺炎需要抗生素治疗,如果形成脓肿,可能还需要切开引流。中医中药在急性哺乳期乳腺炎的治疗过程中发挥了非常重要的作用,可以大大减少脓肿形成,以及脓肿切开引流的概率。

(2)非哺乳期乳腺炎:多见于非哺乳期的育龄女性,有非常丰富的临床称谓,如浆液性乳腺炎、肉芽肿性乳腺炎等,好发于乳晕部,常伴乳头凹陷史。病初常有乳头溢液,脓液中有带臭味的豆腐渣样分泌物;而后表现为乳房(乳晕部)肿块,局部红肿热痛,疼痛通常不剧烈;后期肿块软化,形成脓肿,部分可破溃形成瘘管,瘘管愈合后易反复破溃,全身症状不明显。根据不同阶段病变特点,可分为溢液期、肿块期和瘘管期。非哺乳期乳腺炎目前没有标准的治疗方法,有经验的中医往往会提供良好的帮助。

(3)乳腺囊性增生病:常表现为乳房结节或肿块,肿块较大时可用手触及,按压肿块时有轻微疼痛。严重者可出现刺痛、灼痛,夜间可影响睡眠。肿块不随月经周期发生变化,疼痛规律不明显。伴有明确肿物的乳腺囊性增生病需要与乳腺癌鉴别,避免漏诊。伴有明显疼痛的乳腺囊性增生病可考虑中医中药治疗,无效时可使用乳腺癌内分泌治疗药物如他莫昔芬或托瑞米芬治疗。无法通过影像学检查排除乳腺癌的情况,需要穿刺取病理或手术切除包块明确诊断。

(4)乳腺癌:早期乳腺癌主要表现为无痛进行性生长的肿块,但老年乳腺癌常常伴有疼痛,经常因为疼痛而发现乳腺癌。晚期乳腺癌因出现转移可能导致剧烈持续的疼痛。

(5)炎性乳癌:是一种比较少见的乳腺癌,多发生于妊娠哺乳期,起病急骤,早期表现为乳房的无痛性肿大,但无明显肿块,病情进展迅速,随后出现红肿热痛的表现,短时间内可累及整个乳房,易侵犯腋窝淋巴结及对侧乳房,恶性程度高。炎性乳癌和急性乳腺炎的常见患病人群均为哺乳期女性,在病程早期比较难鉴别,如有乳腺红、肿、热、痛表现,一定要及时就医。

3. 得了乳腺癌,会有癌痛吗

癌痛是肿瘤患者病程中常见症状之一,乳腺癌也不例外。初诊癌症患者的疼痛发生率约为25%,而晚期癌症患者的疼痛发生率可达60%~80%。与普通疼痛相比,癌痛一般比较剧烈,许多患者常用"痛不欲生"来形容癌性疼痛的程度;癌痛一般持续时间较长、疼痛不断加重,未经治疗很难自行消失或明显缓解;癌痛随心理变化,抑郁和焦虑可加重癌痛。癌痛既可能表现为慢性疼痛,也可急性发作、突然暴发。无论是慢性癌痛还是癌痛急症,均需积极治疗。

乳腺癌相关的癌痛主要有以下3个原因:一是疾病引起的疼痛,肿瘤(包括乳腺癌和转移癌)侵犯和压迫神经组织会导致疼痛;二是非肿瘤因素相关的疼痛,肿瘤的其他并发症以及心理因素均可带来疼痛;三是治疗所导致的疼痛,乳腺癌的各种治疗方式都有可能带来疼痛,比如术后切口疼痛、化疗药物副作用导致疼痛等。

(1)肿瘤本身引起癌痛:乳腺癌早期一般疼痛不明显,少数患者可能有轻微疼痛,不易察觉。

(2)乳腺癌转移相关疼痛:如果出现新的、无法解释的持续性疼痛,不仅指乳房疼痛,还包括全身其他部位疼痛,如骨痛、胸痛或腹痛等,需警惕乳腺癌的转移和复发。肿瘤侵犯或转移其他器官、骨骼或软组织,压迫神经,均可引起疼痛。乳腺癌发生肺转移时,常侵犯胸膜,可出现胸痛、气促、胸腔积液等;发生骨转移时,可出现骨痛甚至截瘫。

4. 心理疾病相关疼痛

面对疾病时,患者会承受很大的心理压力,导致焦虑、抑郁等负面情绪。疾病所带来的不适症状会进一步加重负面情绪,而心理疾病也会体现在生理上,产生恶心、疼痛、胸闷等不适,形成恶性循环。所以,在治疗乳腺癌的同时,应关注患者的心理和心态,加强精神支持,如有需要,患者应及时向心理或精神科医生寻求帮助,接受专业的心理辅导,必要时需接受药物干预治疗。

5. 乳腺癌的治疗会很痛吗

乳腺癌的治疗方式主要包括手术、化疗、放疗、内分泌治疗和生物靶向治疗等。以下将一一介绍乳腺癌不同治疗方法与疼痛相关的知识。

(1)乳腺手术与疼痛:乳腺癌患者术中的疼痛会随着麻醉方式的不同而出现差别,第六章有详细的介绍。术后疼痛包括手术部位疼痛、切口疼痛和术后并发症导致的疼痛。

1)手术部位术后疼痛:手术损伤了局部感觉神经,会导致手术部位麻木和疼痛,患侧上肢也可能受累,通常在几个月后,随着神经末梢的生长恢复,疼痛和麻木感慢慢消失,上肢感觉慢慢恢复正常。

2)切口疼痛:切口疼痛是一种部位明确的锐性疼痛,术后1~2天疼痛最为剧烈,疼痛程度与切口大小有关,切口越大,疼痛感越强。但乳腺癌的手术是一个特例,往往手术越大,疼痛感反而越轻,原因是乳腺癌行乳房切除时,皮肤神经被切除的范围比较广泛,切口感觉迟钝,基本没有疼痛的感觉,唯一敏感的部位是引流管口部位。如果发生术后疼痛,可在医生指导下对症止痛,根据具体情况使用口服或静脉止痛药,也可使用患者自控镇痛泵。

前哨淋巴结活检是乳腺癌手术中确定是否有淋巴转移最常见的方法。前哨淋巴结活检后染料注射部位可能会有疼痛或敏感,持续

1~2周。如果疼痛难耐,应及时就医,对症止痛。

3) 淋巴水肿:淋巴水肿是乳腺癌清扫腋窝淋巴结手术后较为常见的并发症。腋窝淋巴结清扫手术或淋巴结区域放疗会破坏上肢淋巴回流系统,导致淋巴水肿,出现患侧上肢肿胀、麻木、沉重和疼痛。急性淋巴水肿在手术或放疗后立即发生,一般症状较轻且持续时间较短。有时淋巴水肿也会发展为慢性病症,可能在治疗后数月到数年间出现,通常淋巴水肿最突出的表现是患肢沉重感,疼痛是相对次要的表现。上肢淋巴水肿主要以预防为主,争取早发现早治疗,详见本书第十章相关内容。

(2) 放疗与疼痛:放疗是乳腺癌重要的治疗手段之一。放疗过程本身是无痛的,但放疗可能导致皮肤过敏等副反应,放疗区域的皮肤可能出现瘙痒、红肿、脱皮、疼痛及感觉异常(感觉下降或感觉过敏)等。在治疗结束后,这些症状会逐渐消失。

(3) 化疗与疼痛:不同化疗药物的副作用有所差异,一些化疗药物可能引起周围神经损伤,导致肌肉疼痛、手足麻木、刺痛和感觉异常等,比如紫杉类化疗药物,上述症状经常会持续到化疗结束后一段时间,症状明显者应及早治疗,可给予营养神经药物,中药经常会有帮助。紫杉类药物还可导致一种急性疼痛综合征,通常在用药3~4天后达到高峰,疼痛遍布全身,难以描述,与神经性疼痛类似。急性疼痛综合征的发生和疼痛程度与紫杉类药物治疗的剂量和用药频率相关,剂量越高、用药越频繁、使用时间越长,神经病变越明显,疼痛越剧烈。通常随着化疗的结束,这些疼痛副作用也会随之消失,可能有一小部分患者在化疗结束后残留症状。如果化疗过程中疼痛剧烈,症状严重,建议在医生指导下减量、停药或换用其他化疗药物,可以使用镇痛药物进行对症处理。

一些化疗药物可能导致肌肉、关节疼痛,一般在化疗后1~2个月出现,这种症状称为化疗后关节炎。化疗后关节炎最常见的临床表现为关节僵硬,尤其是晨起或静止一段时间后,髋关节和膝关节最易受累。非处方类止痛药对于化疗后关节炎相关疼痛效果有限,经常变换体位、避免久坐可以减轻僵硬症状,通常化疗结束后6~12个月相关症状会逐渐消失。

(4)内分泌治疗与疼痛:芳香化酶抑制剂是绝经后乳腺癌内分泌治疗的重要药物,主要的副作用是小关节疼痛,或因骨质疏松而加重原有的骨关节病变引起疼痛,具体防治措施详见本书第七章相关内容。

另外芳香化酶抑制剂会进一步降低雌激素水平导致阴道干燥,出现性交痛,可以通过使用润滑剂等措施缓解。

(5)靶向治疗与疼痛:靶向治疗药物有曲妥珠单抗、帕妥珠单抗、拉帕替尼等。曲妥珠单抗可能导致头痛、关节肌肉疼痛等轻度不良反应,但发生率很低。其他生物靶向药物可能导致疼痛相关副作用,具体请参照药物说明书。

第二节　癌性疼痛的治疗

癌性疼痛是疼痛部位需要修复或调节的信息传到神经中枢后引起的感觉,简称癌痛。晚期癌痛,是造成癌症晚期患者主要痛苦的原因之一。

许多患者出现癌痛时,由于各种各样的担心和顾虑,倾向于先忍一忍,常把轻度疼痛忍成严重疼痛。但癌痛不是忍一忍就能过去的,一味忍受反而会越来越严重。在癌痛患者中,由于各种原因50%~80%的疼痛没有得到有效控制。乳腺癌患者一旦出现癌痛,建议到乳腺专科就诊咨询。

一、癌性疼痛"三阶梯疗法"

1. 第一阶梯——非阿片类镇痛药

用于轻度癌痛患者,主要药物为解热镇痛药,包括对乙酰氨基酚(比如泰诺)、阿司匹林、非甾体抗炎药(NSAIDs,如布洛芬、塞来昔布)。非阿片类药物也常作为更高级别镇痛药物的辅助药物。

2. 第二阶梯——弱阿片类药物

对于非阿片类镇痛药止痛效果不佳的患者,可考虑使用弱阿片类药物,如可待因。建议与第一阶梯药物合用,两类药物的作用机制不同,第一阶梯药物主要作用于外周神经系统,第二阶梯药物主要作用于中枢神经系统,二者合用可增强镇痛效果。

3. 第三阶梯——强阿片类药物

用于中重度癌痛患者,第一、二阶梯镇痛药物效果欠佳时可考虑使用强阿片类药物,主要药物包括吗啡、羟考酮(比如奥施康定)、芬太尼(多瑞吉)等。同样建议与非阿片类镇痛药联合使用。

二、癌性疼痛治疗原则

1. 优先口服给药

口服是最常见的用药方式,与注射给药相比,口服药物更方便,患者依从性更好。与透皮贴剂相比,口服药物的吸收更稳定。因此,临床上一般优先选用口服止痛药。当然,镇痛药给药途径多种多样,包括口服、外用(皮肤贴剂、肛门栓剂)、肌内注射、静脉注射或滴注,最新的治疗方法还有通过镇痛泵给药,不同给药方式各有优劣,应根据个体情况酌情选择。

2. 按时、长期用药

有的患者习惯出现疼痛的时候才吃止痛药,不痛的时候就不吃,这是错误的用药方式。止痛药应按时服用,而不是出现疼痛时再用药,这样才能维持稳定的血药浓度,有助于更好地控制疼痛。

3. 按阶梯给药

根据疼痛程度,依据"三阶梯疗法",有针对性地选择不同性质、不同强度的镇痛药物。具体给药方案需要患者和医生共同制定。

4. 个体化治疗

不同患者疼痛程度不同,对镇痛药物的反应也不同,选择哪种镇痛药、什么给药方式、用药剂量多少,具体治疗方案因人而异,因时而变,因此需要根据个体病情制定个性化用药方案。

5. 长期随访，注意具体细节

抗癌治疗是一场持久战，需要长期观察随访，根据病情变化调整治疗方案。治疗过程中的其他细节也很重要，比如心理支持、药物副作用、并发症的治疗。心理疾病可能有疼痛等躯体化表现，与器质性疼痛难以区分，必要时使用抗抑郁焦虑等辅助药物可提高镇痛疗效。有骨转移的患者，应使用双膦酸盐预防和治疗骨痛。

三、止痛治疗的困惑

1. 止痛药有副作用，该不该吃止痛药

任何药物都有利有弊，换言之，药物既有治疗效果也有副作用，镇痛药物也不例外。但只要利大于弊，疗效收益大于副作用，就应该使用。

镇痛药物主要分为非阿片类和阿片类药物。非阿片类镇痛药最常见的是非甾体抗炎药（NSAIDs），传统 NSAIDs 最常见的副作用为消化道黏膜损伤，新型 NSAIDs（选择性 COX-2 抑制剂，如塞来昔布等）胃肠道风险小。阿片类药物的常见副作用包括头晕、困乏、恶心、呕吐、便秘等，大部分副作用都可以控制，如果剂量稳定，一段时间后这些副作用可慢慢消失。便秘是阿片类药物最常见的副作用，如果出现便秘，可针对性治疗，如使用大便软化剂、导泻剂以及饮食调节等。针对恶心、呕吐也有对症止吐的药物。

2. 使用阿片类药物会成瘾吗

药物成瘾是指患者为体验药物提供的精神愉悦而被迫寻求药物的行为。在医生指导下规范使用阿片类药物，成瘾风险较低。静脉注射用药使血药浓度突然增高，较其他给药方式相对较易成瘾。口服用药，尤其是口服缓释制剂一般不会出现药物峰值浓度，血药浓度稳定，成瘾风险极小。

3. 长期使用阿片类药物会出现耐药吗

长期使用阿片类药物的患者，对药物产生耐药很常见。耐药是指使用既往同样剂量药物的效果降低，为达到同样疗效，需要增加药量。阿片类药物的用药剂量可以持续增加，没有最大剂量限制（即天

花板效应)。当出现药物耐药时,可增加药量或换用其他药物。

4. 阿片类药物如何停止使用

阿片类药物存在戒断效应,因此需要逐步、缓慢减少药量来避免戒断效应,不可突然停药。

5. 除了止痛药,还有其他控制疼痛的方法吗

对于难治性癌痛,单纯口服用药效果不佳,可选择静脉或肌内注射给药,但这两种方式需要专业医护人员操作,十分不便。鞘内镇痛泵植入是一种新的给药方式。医生在患者腰部穿刺,将一根柔软细长的导管置入蛛网膜下腔,在导管另一端连接镇痛泵,镇痛泵内是以吗啡为主的镇痛药,药物通过导管注入蛛网膜下腔,直达中枢神经系统,阻断疼痛的神经传导通路,从而达到减轻疼痛的目的。这种镇痛泵的给药程序可以设置,除可给予持续背景剂量外,还可由患者自行控制追加镇痛药物,疼痛严重时,患者自行按压,镇痛泵便会追加一次给药以满足患者镇痛的需求。

与其他给药方式相比,镇痛泵镇痛效果好,阿片类药物的用药剂量更小,副作用小,患者自控,方便长期控制疼痛。当然鞘内镇痛泵也存在一些并发症,如导管移位、破损或堵塞、感染等,如果发生相关并发症,需要及时调整导管或更换镇痛泵。镇痛泵可以长期佩戴,不同镇痛泵使用时限不等,多为2~6年。

【小结】通过本章介绍,大家对疼痛的表现和治疗都有了一定的了解,在乳腺癌的治疗过程中,请和主管医生多交流,对疼痛零容忍,树立积极治疗观念,在治愈疾病的同时提高生活质量。

（周小玉　华　震）

第十二章 特殊人群乳腺癌防治和乳腺癌的营养支持治疗

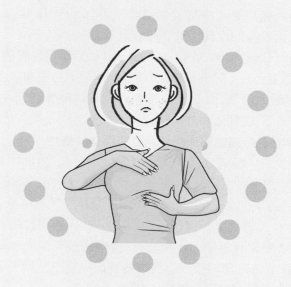

第一节　特殊人群乳腺癌防治

在乳腺癌患者群体中,年轻人和老年人是两个特殊的患者群体,因为身体状况以及社会职能状态的不同,在治疗的过程中往往需要医护团队给予特别的关注。本节将对年轻乳腺癌和老年乳腺癌治疗的特殊性进行相应介绍。

一、年轻乳腺癌

我国乳腺癌患者的高发年龄较欧美国家早 10 年以上,绝经前乳腺癌占据较高的比例。对于年轻乳腺癌的年龄定义,目前还有争议,比如将发病年龄 ≤ 35 岁的乳腺癌定义为年轻乳腺癌,也有将年龄 ≤ 40 岁定义为年轻乳腺癌。在我国,年轻乳腺癌患者的比例超过10%,与其他人群相比,年轻乳腺癌患者在病理类型、治疗及预后等方面都有所不同,需要格外关注。

1. 年轻乳腺癌的临床病理特征有哪些特殊性

年轻乳腺癌患者诊断时往往临床分期较晚,初诊时 Ⅲ 期和 Ⅳ 期的比例高达 30%,一方面是该年龄段女性往往没有开始常规乳腺筛查,对疾病的认识也不足;另一方面可能是年轻乳腺癌患者中,雌、孕激素受体和人表皮生长因子受体 2(Her-2)均为阴性的三阴性乳腺癌及 Her-2 阳性乳腺癌的比例较高,这些病理类型的肿瘤往往生长迅速,且较早就出现转移。上述这些特征决定了年轻乳腺癌患者局部复发和全身转移的风险更高,临床预后更差。

2. 年轻女性应如何筛查

前文提到 40 岁以上的人群建议每年进行一次乳腺钼靶检查或根据乳腺腺体致密程度决定检查的间隔;40 岁以下人群目前不推荐

进行乳腺的常规筛查,但对于乳腺癌高危人群,建议提前进行筛查(乳腺癌高危人群的定义见第二章第二节相关内容)。筛查间隔推荐每年 1 次,筛查的手段除了一般人群常用的乳腺超声和 / 或 X 线摄影(俗称钼靶检查)之外,必要时推荐应用乳腺磁共振检查。

3. 年轻乳腺癌是否更容易出现基因突变?

年轻乳腺癌患者更具有遗传倾向,其胚系突变频率高达 24%,常见的基因突变包括 *BRCA1*、*BRCA2*、*TP53*、*PALB2*、*RAD51B* 和 *RAD51D* 等。携带 *BRCA1* 或 *BRCA2* 突变的女性患乳腺癌的风险均在 45% 以上,且乳腺癌的病理类型多为三阴性及 Luminal B 型,更容易出现分期晚、淋巴结转移和复发转移。年轻乳腺癌患者无论是否具有家族史,都应该接受遗传咨询,医生根据基因检测结果对患者的治疗及患者亲属的筛查策略进行指导。

4. 年轻乳腺癌的手术治疗

对于年轻乳腺癌患者而言,手术治疗应更多考虑术后心理状态、社会功能、夫妻生活等问题。因此,外科治疗更需做好肿瘤疗效、术后美观和远期并发症之间的平衡,手术主要包括乳房和腋窝的处理两部分。

(1)乳房处理:对具备保乳条件和意愿的患者可以选择保乳治疗。保乳手术能维持乳腺的外观,增强女性的自信心;治疗效果方面,保乳治疗的生存率和远处转移发生率与全乳房切除的患者相似,近年来研究显示生存方面保乳手术甚至较全乳切除效果更优。但年轻乳腺癌患者保乳后预期寿命更长,携带 *BRCA1/2* 等基因突变的比例更高,可能会使患者对保乳手术的顾虑更多。这些应充分和医生交流,权衡保乳手术和术后复发的利弊,选择合适的手术方式,术后应接受规范的辅助治疗并加强随访。此外,术后放疗是保乳手术得以实施的重要保障,年轻患者保乳术后基本均需要进行放疗,以降低局部复发的风险。不具备保乳条件的患者可尝试先新辅助治疗赢得保乳的机会,如果仍不能达到保乳条件,应接受乳房切除手术。年轻患者往往对外观的需求更高,还可应用乳腺整形技术或佩戴义乳来满足其对外观的需求。

（2）腋窝处理：与其他年龄乳腺癌患者类似。

（3）肿瘤整形技术的应用：无论选择保乳手术或乳房切除，都可以采用整形技术以保持良好的乳腺形态。肿瘤整形技术是将整形外科的原则和技术应用于癌症患者的治疗，在切除肿瘤的同时尽可能地恢复因手术遭到破坏的功能和外观。乳腺癌整形保乳术能在保乳的同时取得良好的美容效果，根据肿瘤的大小、部位、距离乳头的距离以及乳房的大小、下垂度等选择不同的切口，利用乳腺组织本身或周围组织来填充乳房的缺损，也可以通过假体或远隔部位的组织来重塑乳房的外形。现如今，乳腺外科医生联合整形科医生可以在为乳腺癌患者进行疾病治疗的同时恢复美观的外形，患者也可以和主治医师共同探讨乳房外形的保留。所有年龄段的患者都可以对美丽的外形有自己的追求，尤其年轻患者，更应该为了长远的生存状态和医生充分沟通，不盲目切除乳房，也不盲目保留乳房，理智、审慎的选择必将为年轻患者的未来带来获益。

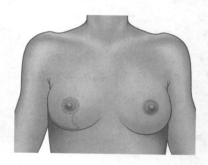

肿瘤整形技术，可以修复较大的乳房缺损，帮助患者恢复美丽的乳房

5. 年轻乳腺癌新辅助治疗的应用

与其他年龄段的患者类似，年轻乳腺癌患者可以从新辅助治疗中获益。年轻患者往往对保留乳房的意愿更为强烈，但有时肿瘤过大无法行保乳手术，整形手术又会带来额外的负担，此时，新辅助治疗降期保乳的作用就尤为重要。年轻乳腺癌患者新辅助化疗的方案与一般人群相同，详见第七章相关内容。

6. 年轻乳腺癌的化疗

化疗可降低乳腺癌患者的复发风险，提高生存率，是乳腺癌重要的治疗手段之一。年轻浸润性乳腺癌患者除非特别的类型或身体不允许，一般都会从化疗中获益。为年轻患者进行化疗时要注意患者的生育要求，患者在化疗前应进行生育保护咨询，为未来生育做准备。

7. 年轻乳腺癌的内分泌治疗

激素受体阳性的患者根据病理情况分为低危、中危和高危患者，低危患者推荐应用选择性雌激素受体调节剂类药物（三苯氧胺等）；中危患者应接受包含卵巢功能抑制在内的联合治疗，卵巢功能抑制联合选择性雌激素受体调节剂或芳香化酶抑制剂均为可行方案；高危患者推荐卵巢功能抑制联合芳香化酶抑制剂。治疗时长目前推荐为 5~10 年，因为治疗时间较长，需要注意对药物的副作用进行充分调控，详见第七章相关内容。

8. 年轻乳腺癌的生育管理

很多年轻乳腺癌患者在患病时仍未生育或有再生育的要求，因此生育功能保护对年轻患者就变得极为重要。但乳腺癌治疗过程中应用的一些药物必然会影响年轻女性的生育，比如，化疗会降低卵巢储备功能，甚至导致卵巢功能过早衰竭而影响生育功能；长时间的内分泌治疗会导致很多年轻患者推迟妊娠时间，错过最佳生育时机。目前生育专家对恶性肿瘤治疗过程中的生育保护问题给予了充分关注，一些辅助生殖技术和卵巢保护药物可以尽量帮助年轻女性满足其成为母亲的愿望。化疗前可使用生育力保护技术如冷冻胚胎、卵子和卵巢等，化疗期间应用促性腺激素释放激素类似物对卵巢进行保护。而且，以往的经验提示，年轻女性接受抗肿瘤治疗后，妊娠并不增加早期乳腺癌的复发风险，胎儿先天性疾病的发病率也无明显增加。因此，医生、患者及患者配偶应尽早讨论生育问题，对于有生育愿望的患者最好在肿瘤治疗之前选择生育力保护方案。怀孕的时机目前尚无法准确预测，需要结合患者的身体状况、疾病特点及肿瘤的复发风险综合评估，建议在辅助化疗结束 2~3 年后再考虑怀孕；对于高复发风险内分泌治疗的患者可能需要 5 年之后，对于中低风险内分泌治疗的患者建议至少 2 年，之后停药休息半年再进行生育准备。在此阶段，患者可进行正常的夫妻生活，但需要采用除激素类避孕药以外的避孕措施。

9. 母乳喂养

母乳是婴儿最好的食物，不仅含有婴儿成长所需的各种营养物质,还含有抗体和免疫球蛋白,不仅能提高婴儿的抵抗力,还能增进母亲与婴儿的感情。对于乳腺全切的患者,一侧乳腺手术之后,健侧乳腺的哺乳是不受影响的。如果施行的是保乳手术,患侧乳房的哺乳问题尚无定论,一般认为仍有可能进行哺乳;但由于手术、放疗的影响,患侧乳房乳汁的分泌量会有所改变,且哺乳期间发生乳腺炎的风险可能会增加。对于内分泌治疗时间不够的患者,生育后不建议哺乳,应立即恢复内分泌治疗。

二、老年乳腺癌

老年乳腺癌一般是指诊断乳腺癌时年龄 ≥ 70 岁。我国乳腺癌的高发年龄在 50~60 岁,但随着人口老龄化及居民寿命的延长,老年乳腺癌患者的数量逐渐增加。老年人由于生理功能的衰退及合并疾病的增加,在治疗乳腺癌的同时需综合考虑,一方面要考虑规范治疗带来的生存获益,另一方面也要考虑各种治疗的毒副作用对老年人健康的影响。

1. 老年人乳腺生理变化

乳腺的发生、发育需要性激素的作用,绝经后激素水平迅速下降,女性乳腺内的乳腺小叶、小导管等退化加快,且随着年龄的增大,退化的程度会逐渐加重,小乳管和血管也逐渐硬化和闭塞。老年人不仅乳腺退化,周围的脂肪及纤维组织都开始退化萎缩,最终表现为乳腺变小、下垂。

2. 老年人的整体变化

老年人的身体成分出现明显改变,如脂肪增多、水分减少、细胞数量减少等,导致器官功能逐渐下降甚至丧失,器官功能的改变主要表现在以下几个方面:①消化功能:牙齿缺失、味觉减退、胃肠道蠕动减弱、消化酶分泌减少等因素影响食物的消化和吸收;②心脏功能:心肌萎缩、血管硬化、传导系统退化等因素增加各类心脏疾病(冠心病、高血压、心肌梗死等)的发生;③肺功能:呼吸道黏膜萎缩、呼吸肌减弱、咳嗽反射减弱等导致肺活量下降;④肾功能:肾脏脂肪的增加及肾单位(人体滤过血液产生尿液的地点)减少使肾功能明显下降,70 岁以上的老年人肾功能仅为青年人的 60% 左右。

此外,随着年龄增加,老年人合并疾病的风险也会增加,这些都会导致老年患者对肿瘤治疗的耐受能力下降,发生毒副作用的风险增加。因此,对老年乳腺癌患者既要评估其肿瘤的生存预后,也要评估其他合并疾病带来的死亡可能。目前推荐应用老年健康评估(CGA),评估体系优化兼顾老年病学和肿瘤学的治疗策略,积极治疗可降低老年患者的并发症和死亡率。

3. 老年乳腺癌的临床病理特征

病理方面,老年乳腺癌常表现为激素受体阳性及 Her-2 阴性,提示预后较好。但是,由于疾病防范意识较弱、筛查不规范、患者及家属对治疗有各种误解,老年乳腺癌患者往往出现就诊较晚,治疗不及时,甚至错过了最佳治疗时机。

4. 老年乳腺癌的筛查

目前尚缺乏对老年人乳腺筛查的相关证据,但我国全民筛查并未普及,人们对于乳腺癌的防范意识较弱,因此我国专家仍推荐老年人应每年或每 2 年接受一次乳腺相关检查,可以应用超声、钼靶或两者结合的方式。如果身体一般情况良好且预期寿命超过 10 年,应维持此频率。除此之外,还可以通过健康宣教和乳腺自检等方式,增强老年人的防癌意识,争取做到早发现、早诊断和早治疗。

5. 老年乳腺癌的手术治疗

尽管老年乳腺癌患者及家属对外科治疗有诸多误解,实际上外科手术治疗仍是老年乳腺癌治疗过程中非常重要的手段,在部分高龄老年患者中甚至是唯一的治疗手段。外科手术治疗过程中的争议主要来自全麻的风险,另外术前术后伴随疾病的调控和并发症的处理都考验医护团队的能力。总体而言随着医疗技术的进步,除严重心肺疾病患者,绝大多数患者可以很好地度过围手术期,安全接受手术治疗。

对于并发症少、一般情况良好、预期寿命长的患者,可以接受标准的保乳或乳房切除手术,根据腋窝淋巴结的转移情况选择前哨淋巴结活检或腋窝淋巴结清扫。手术最好在综合性医院进行,术前需要麻醉科、乳腺科、放疗科及并发症相关的科室进行多学科讨论,评估患者麻醉耐受情况及并发症的围手术期处理。老年人的手术风险客观存在且高于年轻人,患者及其家属应充分了解乳腺癌对生存的影响及手术带来的获益和风险。

对于并发症较多、一般情况较差的患者,应尽可能保证围手术期的安全。现有证据表明,临床评估腋窝淋巴结阴性的患者,可选择单纯肿块扩大切除手术联合前哨淋巴结活检而不进行腋窝淋巴结的进一步处理,既可以对乳腺癌有充分的评估进而作出进一步治疗决策,又可以最大限度地降低手术麻醉对老年患者全身的影响。

6. 老年乳腺癌的新辅助治疗

老年乳腺癌患者新辅助治疗的指征等同于一般人群,相对于年轻乳腺癌降期保乳的目的,老年患者新辅助治疗主要适用于肿瘤累及皮肤、胸壁或腋窝淋巴结难以手术切除的情况。对于老年患者,新辅助治疗后如果肿瘤或腋窝淋巴结缩小至能够手术时,可考虑停止用药进行手术,以免错失手术机会;少数患者可在新辅助治疗后达到临床完全缓解(即肿瘤及淋巴结均消失)的程度,这部分患者如果身体条件许可,建议完成后续的手术治疗。老年乳腺癌新辅助治疗的用药较其他人群有所区别,对于一般情况良好、并发症少的老年患者,在严密监测下也可选择标准的新辅助化疗方案;一般情况差、耐受力差的患者,如果激素受体阳性,可考虑新辅助内分泌治疗,激素受体阴性的患者只能选择化疗药物,但可改用单药化疗或口服化疗药等较为温和的方式。

7. 老年乳腺癌的化疗

化疗的目的是降低肿瘤复发,提高总生存率,但化疗的毒副反应比内分泌治疗和靶向治疗大,对老年患者来说,化疗药物的副作用是不容忽视的问题。首先,需要根据患者的肿瘤情况判断其是否需要化疗;再根据患者年龄、身体情况、伴发疾病等判断其预期寿命和化疗耐受性。需要化疗的患者可根据上述情况选择适宜的化疗方案,身体情况好、预期寿命长的患者可以选择与一般人群相同的标准化疗方案和疗程。有伴发疾病或一般情况较差时,可综合考虑身体及耐受情况,选择不含蒽环类药物的方案(如紫杉醇联合环磷酰胺)或适当调整化疗药物的剂量,但一般不低于推荐剂量的 85%。此外,单药卡培他滨化疗也可改善患者预后,虽然其肿瘤治疗效果低于标准化疗,但对于难以耐受标准化疗的老年患者,卡培他滨也不失为一种选择。如果身体条件无法耐受化疗或化疗风险较高,不必强求化疗,可根据患者的病理情况选择内分泌治疗或靶向治疗。

无论选择哪种化疗方式,老年患者接受化疗前都需完善血常规、肝肾功能、心功能等检查。化疗期间需严密复查上述指标,不良反应需及时进行干预,根据患者的耐受情况及时调整药物剂量甚至终止化疗。

8. 老年乳腺癌的内分泌治疗　激素受体阳性的老年乳腺癌患者术后需应用辅助内分泌治疗,内分泌治疗的效果早已被证实,并且副作用较小。老年乳腺癌患者推荐应用芳香化酶抑制剂(来曲唑、阿那曲唑、依西美坦),其治疗效果优于三苯氧胺,且血栓风险和子宫内膜癌的风险较低,但骨丢失事件较三苯氧胺更多见。药物的剂量与一般人群基本相同,治疗的时长为 5 年,如果患者一般状况良好、病理分期较晚且对内分泌治疗耐受良好,可个体化考虑延长内分泌治疗。老年女性骨质流失的基本状况会加重芳香化酶抑制剂对骨健康的影响,除了常规评估骨密度外,老年人预防跌倒的教育是降低骨质疏松导致的骨折的最重要手段,需要对患者和陪护人员进行反复教育。

9. 老年乳腺癌的靶向治疗

Her-2 阳性的老年乳腺癌患者术后应考虑靶向治疗,其效果明确且副作用较小。较为严重的副作用为心脏功能的影响,与蒽环类化疗药不同,靶向药物引起的心脏功能障碍往往是可逆的,经过药物调整,心脏功能基本可以恢复正常。开始靶向治疗前,需评估患者既往有无心脏器质性病变,左室射血分数应 ≥ 50%。老年乳腺癌患者应用靶向药物的剂量和周期与一般人群相同,且靶向治疗可与非蒽环类化疗、内分泌治疗及放疗同时进行。治疗期间每 3 个月进行一次超声心动检查,并密切观察患者的副反应及体重变化等,适时调整药物的剂量。

第二节 乳腺癌诊疗过程中的营养支持

营养不良指由于食物摄入不足、吸收不良、利用障碍等原因导致机体不能维持正常的代谢,进一步出现体重减轻、肌肉减少的情况。手术、化疗、内分泌治疗和靶向治疗、放疗等治疗手段贯穿整个乳腺癌的治疗过程,上述措施在治疗肿瘤的同时也带来了一系列的不良反应,其中营养相关不良反应十分常见。治疗过程中,化疗药物可以直接影响新陈代谢,或因引起恶心、呕吐、腹泻、口腔黏膜炎、味觉改变、胃肠道黏膜损伤、食欲减退以及厌食而间接影响营养物质的摄入,在肿瘤引起代谢异常的基础上进一步加重机体营养不良,营养不良又会进一步加重治疗中的不良反应,形成恶性循环。虽然乳腺癌尤其是早期乳腺癌对全身的影响较胃肠道肿瘤明显减少,但仍不应忽视。本节将介绍乳腺癌诊疗过程中营养不良的防治。

一、营养不良筛查

1. 营养不良的危害

营养不良会直接影响患者的预后。数据显示,恶性肿瘤患者的营养不良比例高达 40%~80%,约 20% 的肿瘤患者直接死于营养不良而非肿瘤进展,尽管乳腺癌治疗过程中这一比例较低,但仍需引起足够的重视。乳腺癌患者抗肿瘤治疗过程中,如果出现营养不良,会导致不良反应增加、对治疗的耐受力下降,甚至中断治疗,不仅影响患者生活质量,甚至会影响肿瘤治疗效果。一方面,营养不良影响白细胞的水平,而治疗过程中使用的药物(特别是化疗药)也会引起白细胞下降,双重作用之下,白细胞无法通过常规手段进行提升,导致治疗延迟或终止,进而影响抗肿瘤治疗的效果;另一方面,营养不良时,血浆蛋白水平降低,药物的吸收、分布、代谢及排泄出现障碍,药物不良反应因此增加,机体耐受能力降低,治疗的有效率也随之下降。

2. 营养不良的筛查及评定

医生及患者可通过不同的量表、物理检查及实验室检查等评估营养状态。营养筛查、评定量表主要由医生进行操作,包括营养风险筛查量表 2002(NRS—2002)、微型营养评定量表(MNA)、主观营养评定(SGA)等;物理检查包括体重、臂围、握力及人体组分测量等;实验室检查指标包括红细胞、白细胞、白蛋白及前白蛋白等。通过上述量表及指标的变化,可以初步判定患者是否存在营养不良及营养不良的程度。存在营养不良的患者应及时进行干预,以免影响治疗效果,干预包括针对患者症状的饮食指导及营养支持治疗。

二、营养不良防治

1. 饮食指导

(1)乳腺癌患者推荐多样、均衡、营养的食物。食物种类应包括适量的糖类(淀粉类主食)、充足的优质蛋白(奶类、蛋类、瘦肉等)以及足够的维生素(蔬菜、水果),还可以通过调整食物的色泽、风味等,增加患者食欲。

(2)治疗过程中出现的胃肠道不良反应,可以针对性地进行饮食调整。恶心、呕吐严重的患者可以咨询医生后增加止吐药物的种类和剂量;还可以调节饮食的规律和结构,比如患者在化疗当日可将早餐时间提前、晚餐时间推后,将进餐与化疗药输注的时间错开,以减轻化疗引起的胃肠道反应;同时避免摄入刺激性食物,多摄入容易消化的米粥、面条等淀粉类食物。

(3)化疗引起的口腔溃疡与一般的口腔溃疡不同,含酒精等刺激物质的漱口液往往会加重口腔溃疡的程度,需要咨询医生后选择合适的漱口液。严重的患者需要流质或半流质饮食,如米粥、蔬菜汁、水果汁等,避免过热或刺激性食物,同时注意保持口腔清洁。

(4)腹泻患者会丢失大量水分和电解质,此时的胃肠功能减弱,可选择进食易消化的食物,尤其注意多饮水,必要时服用口服补液盐,或静脉补充水分和电解质,以维持体内水、电解质平衡。此外,饮食量不必强求与平时相同,保证饮食质量的情况下,能量摄入小于需求量的 40%、时间短于 1 周是可以接受的,进食过多反而会增加胃肠道负担。

2. 营养支持治疗

营养支持治疗适用于存在营养不良或营养不良风险的患者,例如,已存在营养不良,预计每日能量摄入下降大于需求量的 40% 且持续时间大于 10 天,或因营养摄入不足导致近期体重下降大于 5%。营养支持方式主要包括肠内营养补充和肠外营养补充,两种方式都可以均衡地提供人体所需的糖类、蛋白质、脂肪及微量元素等。肠内营养简单来说就是通过口服或管饲的方式给予营养支持,只要肠道功能允许,应作为首选方式,其优点在于能够促进肠蠕动,维护肠黏膜屏障功能,改善肝胆功能,促进蛋白质合成和免疫功能的调控。此外,肠内营养还具有感染率低、价格低廉且使用方便等优点。目前市面上有很多肠内营养制剂可供选择,如果短期应用,选择标准配方即可,如果需要营养支持的时间较长,应选择肿瘤专用型制剂。肠外营养指经过静脉途径直接向血液中输注营养液等,仅适用于不能进行肠内营养或肠内营养长时间无法满足机体需要量的患者,乳腺癌患者很少出现此类情况,一般优选肠内营养支持。

【小结】本章主要为大家介绍了年轻乳腺癌和老年乳腺癌的疾病特点和由此产生的一些治疗方面的关注点,年轻患者应积极采用合理标准的治疗方案,但应注意生育功能的保护;老年患者更多关注治疗对整体功能的影响,尤其是对患者和家属的教育,尽量采用标准化治疗,不能因为年龄让老年患者失去治疗的机会。

营养不良防治在乳腺癌治疗中是一个容易被忽略的问题,需要将治疗的副作用和主管医生进行充分交流,防止营养不良给患者带来额外的损害。

(杨 鑫　华 彬　王建东)

第十三章　肿瘤心脏病的防治

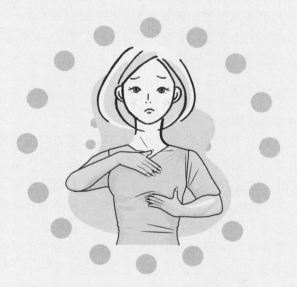

传统观念上，癌症和心血管疾病是两种毫无关系的疾病。但实际上，高达 75% 的癌症幸存者患有慢性病，其中心血管疾病是影响癌症幸存者死亡率的主要因素。而且，肿瘤患者伴发或继发心血管疾病的发病率也逐年增加。流行病学调查发现，癌症患者发生心血管疾病的相对危险是一般人群的 8 倍，发生冠状动脉疾病及心力衰竭的相对危险分别是非癌症疾病人群的 10 倍和 15 倍。近年来，由于肿瘤诊疗水平的提高，特别是新的抗肿瘤药物的不断出现，大大降低了肿瘤患者的死亡率，生存期不断延长，原来认为一旦诊断即宣判死刑的癌症，也逐渐变成一种能够长期存活的"慢性病"。随着癌症幸存者的逐年增加，肿瘤心脏病患者将逐年增加。肿瘤和心血管疾病已经进入"临床交汇"时代。

一、肿瘤"伤心"

1. 肿瘤心脏转移

理论上，任何肿瘤都可以转移至心脏（包括心内膜、心肌、心外膜等）。但由于心脏组织结构和功能的特殊性，发生转移瘤的可能性低于其他组织。尽管少见，但部分肿瘤仍可出现心脏转移，如肺癌、乳腺癌、淋巴瘤、黑色素瘤等。发生肿瘤心脏转移的患者通常无明显的特殊临床症状。小部分有临床症状者可因其转移部位的不同而出现不同的临床表现：心肌组织的广泛浸润引起充血性心力衰竭；影响冠脉血流，导致心绞痛、充血性心力衰竭甚至心肌梗死；瓣膜的变形引起瓣膜病；心腔内占位性病变；心脏节律及传导的改变；心外膜转移对心脏的压迫效应；心脏破裂；肿瘤组织脱落引起的栓塞等。

2. 肿瘤治疗中的心血管损伤

肿瘤的治疗过程中和治疗后，无论是化疗还是放疗，都有可能发生心血管不良事件，需要特别关注。

肿瘤治疗引起的心脏毒性包括：心肌病变导致左室射血分数降低、心力衰竭、冠状动脉疾病、严重高血压、心律失常及心包疾病等。

（1）化疗药物产生的心脏毒性作用：以多柔比星、表柔比星等为代表的蒽环类药物，是目前致心肌损伤最常见的化疗药物，此类药物引发的心肌细胞损伤症状在化疗结束之后仍会逐步恶化。蒽环类药物引起的心肌损伤按其发病及进展情况的不同可分为以下4种类型：

1）急性心肌损伤：多于应用蒽环类药物数小时或几天内出现，较为常见。主要临床表现：①非特异性 ST-T 段改变、QRS 波群低电压和 QT 间期延长等。②一过性心律失常：以窦性心动过速最常见，亦有发生各种室上性、交界性和室性心律失常的报道。

2）亚急性心肌损伤：多于应用蒽环类药物2周之后出现，较少见。主要临床表现为左心室功能受损、心肌炎、心包炎和左室射血分数降低等。

3）慢性心肌损伤：多于应用蒽环类药物数周或1年内发生，最常见。主要临床表现为充血性心力衰竭和心肌病，可有心脏增大、ST段改变和左室射血分数降低，可迅速进展为双室心力衰竭。

4）迟发性心肌损伤：多于应用蒽环类药物1年后出现，较少见。主要临床表现为心律失常、充血性心力衰竭及隐匿性心室功能障碍等。

（2）抗代谢类药物产生的心脏毒性作用：以氟尿嘧啶、卡培他滨等为代表的抗代谢类药物是一种影响核酸生物合成的药物。此类药物可诱发血管平滑肌收缩以及冠状动脉痉挛，从而诱发"心肌缺血"。主要临床表现为胸痛，在用药第一个疗程中或72小时内心绞痛发作，心电图呈现缺血性 ST-T（ST 段抬高或下移、T 波倒置）动态改变，室上性或室性心律失常，部分患者可同时出现心肌损伤标志物的升高。其余症状包括心慌、呼吸困难和血压改变（包括高血压和低血压），而心肌梗死、心肌炎、心包炎和可逆性心肌病也有相关报道，但总体比较少。

（3）烷化剂类药物产生的心脏毒性作用：烷化剂类药物是一种

强效免疫抑制剂,临床上应用十分广泛。其导致的心肌损伤一般出现在治疗后数天或数周,具有潜在的心肌细胞坏死的危险性。如环磷酰胺,可通过损伤细胞 DNA 导致心肌细胞坏死。大剂量使用时(150mg/kg)可引起心脏毒性,常在首次用药后的 1~10 天内发生,可能为心包炎、充血性心力衰竭及心律失常等。乳腺癌患者治疗过程中应用的剂量很少引起心脏毒性。

(4)抗有丝分裂类药物产生的心脏毒性作用:抗有丝分裂类药物在乳腺癌治疗中机制独特、疗效确切,其心肌损伤作用比较少见。紫杉醇类药物可影响心脏传导系统,从而导致各种缓慢性心律失常,其中心动过缓是最常见的心脏不良反应,发生率为 29%,但大多数情况下因患者临床症状轻微、不典型且为自限性,停药后可自行恢复,因而容易被忽略。如果患者同时合并器质性心脏病,发生缓慢性心律失常的风险会明显升高。除此之外,紫杉醇类药物与蒽环类药物联用的心脏毒性更容易表现为充血性心力衰竭。

(5)铂类药物产生的心脏毒性作用:铂类药物是一种有效广谱抗肿瘤药物。铂类药物的急性和累积性心肌损害临床表现均为非特异性,包括心电图异常、心绞痛、急性心肌梗死、高血压、低血压、心律失常、心肌炎、心肌病和充血性心力衰竭等。顺铂给药期间或之后,可能会观察到室上性心动过速、发作性心动过缓、心房颤动和房室传导阻滞等各种心律失常。大多数患者表现为无症状心律失常,约占66.7%。铂类药物相关的心肌损害可以延迟出现,比如高血压、左心室肥大、心肌缺血和心肌梗死。

(6)靶向药物产生的心脏毒性作用:此类药物主要引起的心肌损害包括以左室射血分数下降为特征的心肌病、症状性心力衰竭、奔马律和心动过速等。曲妥珠单抗单药治疗导致的左室射血分数下降发生率为 3%~7%,而在乳腺癌防治中联合蒽环类药物时发生率达27%。此类药物所引发的心肌损害与其联合用药治疗方案有关,主要发生在治疗期间,治疗疗程越长,引起心肌损伤的发生率越高。值得注意的是,曲妥珠单抗引起的心肌损伤无剂量依赖性,不会造成心肌结构损伤,且多可逆。

　　抑制肿瘤血管生成的靶向药物是目前常用的抗肿瘤治疗药物。此类药物引起的心肌损害主要是高血压、充血性心力衰竭、血栓、动静脉栓塞、出血和心律失常。高血压可在肿瘤治疗过程中随时发生，且具有剂量依赖性。引发的心律失常主要包括心动过缓、PR 和 QT 间期延长及尖端扭转型室性心动过速等。停药后大多数患者左心室功能都会恢复至基线水平。

　　3. 放疗产生的心脏毒性作用　放疗在乳腺癌的治疗中占有举足轻重的地位。放射性心血管损伤是乳腺癌放疗常见的并发症之一。左侧乳腺癌的放射治疗风险更高，放射性心血管损伤的产生是由于心脏不同细胞和不同结构对放疗的敏感性不同，其中损伤最重的是冠状动脉。放射线的直接损害是发病的最重要原因，射线能直接引起组织电离，导致局部产生无菌性炎症反应，还能抑制心脏细胞生长，造成细胞溶解、破坏、凋亡甚至死亡等，反复的射线损伤可使血管内皮受损，导致血管通透性改变，血管内微血栓形成及血管床减少，这是后期心脏迟发性功能减退及电活动紊乱的基础。同时，放射线治疗与心血管原有的某些疾病如高血压等对动脉粥样硬化的形成有协同作用，如果放射治疗同时不注意控制饮食和血压，可通过加速血小板凝聚及纤维素沉积而加重血管内粥样斑块增生及管腔狭窄。

　　4. 血脂异常会加重乳腺癌患者的心血管疾病风险　乳腺癌慢性病期血脂异常对心血管系统有一定影响。绝经后患者体内雌激素水平显著降低，从而导致绝经后乳腺癌患者胆固醇、甘油三酯、低密度脂蛋白水平升高，部分表现为高密度脂蛋白的轻度降低。绝经后早期乳腺癌患者大部分为激素受体依赖性乳腺癌，而以芳香化酶抑制剂为代表的内分泌治疗可以使雌激素水平下降约 90%，将对雌激素敏感的靶器官造成影响，包括对血脂的影响。血脂是一项可控制、可逆转的指标，如及早发现并处理，可改善患者的预后。

二、肿瘤心脏病的防治

1. 哪些肿瘤患者需要格外关注治疗引发的心脏毒性

（1）既往或目前正进行纵隔或心脏照射的患者。

(2)合用几种致心肌损伤的抗肿瘤药物的患者。

(3)儿童或老年人更容易发生心肌损伤。

(4)女性比男性更容易发生心肌损伤,而且后果更严重。

(5)既往有心血管疾病的患者。

(6)感染可加重抗肿瘤药物引起的心肌损伤。

(7)吸烟和嗜酒等不良生活方式均可能加重抗肿瘤药物引起的心肌损伤。

2. 如何早期发现心脏问题

(1)抗肿瘤药物所致的心肌损伤在临床上引起明显心脏病变时预后一般较差,病死率较高,因此使用抗肿瘤药物治疗时应特别关注以下 3 点:①在进行抗肿瘤药物治疗之前对患者心脏功能进行监测,以排除存在禁忌证而不能行抗肿瘤药物治疗的患者;②在进行抗肿瘤药物治疗的过程中进行监测,以决定何时停止抗肿瘤药物;③患者进行抗肿瘤药物治疗后进行随访,早期发现隐匿的心肌损害。

(2)心肌损伤的主要检测手段:①心电图检查经济、简单、方便,可定期对患者进行监测,尤其对于初期应用抗肿瘤药物而且既往心电图有异常的患者意义更大,心电图的缺点是敏感性和特异性差;②超声心动图作为非侵入性检查手段之一,主要特点是简单、易行、无创,但只能体现静息状态下的心功能情况,对较早期的心肌损伤不敏感;③心脏磁共振检查具有特异性高、结果精确和无创等优点,在监测心脏功能、代谢、组织学改变和形态方面有较大优势;④血清酶学改变,肌钙蛋白、肌酸激酶、脑钠肽和 N 末端脑钠肽前体血清浓度的改变也可反映心肌组织受损情况;⑤心肺运动试验是目前对于抗肿瘤药物引起的心肌损伤更敏感、更客观和更全面的检查手段,具有便于了解心脏储备、动态全面观察心肌损害、无创等优点,成为目前评估抗肿瘤药物对心肌损害的重要检测诊断方法;⑥心肌活检是判断抗肿瘤药物所致心肌损伤的金标准,但作为侵入性检查,在早期监测中不作为常规应用。

3. 如何预防肿瘤引起的心血管损伤

(1)注意抗肿瘤药物剂量,尽量选择对心血管损伤较小的药物。

（2）使用心肌保护药物：如右雷佐生、血管紧张素转化酶抑制剂 /血管紧张素 Ⅱ 受体阻滞剂、β 受体阻滞剂等。β 受体阻滞剂对于蒽环类药物联合曲妥珠单抗治疗的乳腺癌患者的心脏收缩和舒张功能均有保护作用。血管紧张素转化酶抑制剂 / 血管紧张素 Ⅱ 受体阻滞剂可以预防左室射血分数降低和心肌损伤。

（3）健康的生活方式：规律运动、健康饮食、不吸烟、保持健康体重可降低心血管事件和心血管死亡率。乳腺癌患者罹患心血管事件的风险增加，因此保持健康的生活方式对于降低心血管疾病的风险非常重要。

【小结】肿瘤患者心源性死亡因素所占比重并不低，需要高度重视抗肿瘤治疗所致的心肌损伤。在抗肿瘤治疗前、中、后应对心肌损伤情况密切监测、定期随访，从而尽可能降低心肌损伤发生的风险。

（李莹莹）

第十四章　走进乳腺癌患者"心"世界

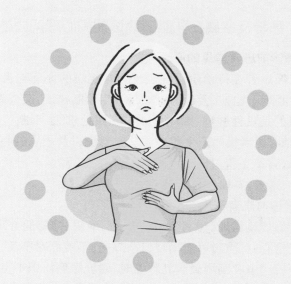

乳腺癌是我国女性最常见的恶性肿瘤之一,近年来乳腺癌的发病人群趋于年轻化,且逐年上升。乳腺癌的确诊和治疗给女性患者造成了沉重的心理压力,尤其在确诊的第一年。有研究表明,约35%的乳腺癌患者在确诊的第一年报告心情压抑、痛苦,严重影响了正常生活。

乳腺癌患者从发病到确诊,再到治疗,会出现各种各样的心理问题,其中以焦虑和抑郁最常见。针对乳腺癌患者可能出现的不同心理情况及常见的心理问题,应采取相应的家庭支持和心理疏导。

一、患者及家属在乳腺癌确诊期间心理问题的防控

1. 确诊前患者常见的心理问题

乳腺癌患者在待诊阶段常表现为对疾病的怀疑与否认,大多会存在侥幸心理。比如,会认为可能是医生诊断错误,又或者是觉得自己可能患的是良性肿瘤,因此可能出现四处求医、不断检查的行为。在确诊前期,患者极易产生焦虑、紧张、恐慌以及矛盾的心理,同时常伴有失眠、食欲下降、体重减轻、心神不定等,甚至不愿意出门,不愿意见朋友、家人,多独处。

2. 确诊时患者常见的心理问题

在乳腺癌确诊时,患者常产生悲观、绝望、抑郁的心理,对生活、治疗失去信心,严重时可能出现自杀倾向,不敢面对事实,拒绝亲人、朋友的探视。患者刚刚确诊乳腺癌时,对乳腺癌认识不足,往往会产生恐惧心理。同时,患者常担心工作、治疗费用、毒副作用以及治疗效果等,因此极易产生焦虑情绪。

年龄、受教育水平、家庭经济状况、婚姻状况、乳腺癌分期及治疗方式、社会支持以及性格等因素会影响乳腺癌患者的心理状况。一

些研究表明,患者的文化水平越高、年龄越小以及疾病分期越早,其心理问题的严重程度越轻。较低的社会支持、平素焦虑、抑郁的心理特质会加重乳腺癌患者的心理痛苦。

3. 得知亲属确诊乳腺癌后,家属应如何应对

首先,作为家属需要克服自己内心的恐惧和无助,冷静面对,寻找相关专家进行咨询,查阅相关资料,对乳腺癌有一个初步的了解。很多患者确诊癌症后,患者和家属就自然而然地将所有的事情都交给医生,把医生当作"神仙"或"救命稻草",把所有的希望寄托给医院,反而对自己的病情、检查结果、治疗方案都不太了解,只关注怎样服药、生命还剩下多久。这样的方式反而会影响患者及其家属与医生的深入沟通,患者家属应鼓励患者积极面对,与医生共同参与治疗方案的制定,让患者对自己的治疗过程有一定的了解。

其次,家属应多与患者进行交流沟通,多鼓励关怀患者,耐心倾听患者的主诉,对患者的倾诉要深表同情,使患者感受到自己不是一个人在承受痛苦,给予患者面对疾病的信心。同时,根据患者的文化水平以及性格特点,正确地向患者普及疾病相关知识,如给患者讲一些抗癌的积极案例,以纠正患者对疾病的错误认知,缓解其心理压力,使其能够积极配合后期的治疗。

二、围手术期患者的心理问题防控

1. 患者手术前常见的心理问题

手术治疗是乳腺癌常见的治疗方式。通过合理评估,大部分患者可采用更为温和的保乳手术,但目前因为患者及家属的顾虑,保乳手术的比例较低,更多患者选择了乳房切除,大多患者对手术的安全性会表示担心,会有焦虑、紧张的情绪,害怕手术不能成功,担心自己在手术过程中出现意外等。有的患者会对手术抱有侥幸心理,希望自己的病理结果是良性。相关研究显示,内向性格、情绪稳定性差的性格特征会影响乳腺癌的发生和治疗效果。内向性格的患者会过度担心疾病所带来的不良后果,因此产生严重的焦虑情绪,严重时会不配合医生的治疗方案而耽误疾病的最佳治疗时间。

2. 患者手术后常见的心理问题

当面对病理检查结果时,患者会再次产生绝望心理,觉得生活没有希望,担心疾病复发或产生一些后遗症等问题。乳房是女性特有的器官,对女性的意义重大,术后由于乳房的丧失,患者会产生严重的自卑心理,尤其是年轻女性患者,会在乎伴侣对自己乳房丧失的态度,在性方面会出现恐慌、逃避等心理。有的患者敏感性增高,如看到自己丈夫和别的女性搭讪,会吃醋,甚至是猜疑。乳房的缺失也会使患者产生社交障碍,自卑心理认为自己失去了女性的魅力,产生自我厌恶感,担心他人对自己投来异样的目光,因此不愿与亲朋好友接触,不愿外出活动,对瘢痕不愿直视、不敢穿时尚服装、不敢游泳等。

3. 患者围手术期出现的心理障碍应如何应对

首先,家属要对患者病情和相关药物治疗以及副作用等有一定了解,在患者面前保持自身情绪稳定,配合医护给予患者正确的科普。患者丈夫应给予患者关心和陪护,使患者在一定程度上缓解心理障碍、树立战胜疾病的信心、适应术后生活,使患者充分意识到自己在家庭中的重要角色。家人应使患者意识到,暂时失去美观相对于生命而言是微不足道的,而且目前可采取很多手段解决外观问题。其次,患者家属应陪同患者一起建立健康的生活作息,改善曾经的不良习惯,规律饮食等。调研结果表明,乳腺癌的发生与不良生活行为方式有比较密切的关系。最后,家属尽量多陪伴患者,使患者保持愉悦的心情,改善患者的负面情绪,使其压力得到一定程度的缓解,便于获得理想的疗效,术后鼓励引导患者对肢体功能加强锻炼及参与一些幅度不大的简单活动。

若患者情绪低落长时间不能缓解,严重影响其家庭和社会生活时,家属应与患者尽快到精神科专科就诊,给予患者相应的心理治疗和药物治疗,帮助患者改善情绪,重新回归正常生活。

三、放化疗期间乳腺癌患者心理问题防控

1. 放化疗期间患者常见的心理问题

由于放化疗会导致患者发生严重的不良反应,躯体的不适同时也

会加重患者的心理负担及不良情绪,从而使患者丧失治疗信心,有的患者因此拒绝化疗。乳腺癌患者接受化疗后易产生停经症状,还可能引起脱发、外貌改变、胃肠道反应及造血系统抑制等不良反应,降低患者生活质量,影响患者社会功能,患者可能出现不愿意工作、不愿意社交等行为,严重时出现消极厌世,甚至可能出现自杀意念或自杀行为。

2. 放化疗期间患者可能出现的心理问题应如何应对

首先,作为家属需要对放化疗的重要性以及可能出现的不良反应有一定了解,协助医护帮助患者坚定治疗,树立战胜疾病的信心。其次,家属面对患者放化疗后出现的毒副反应时应及时和医护人员沟通,配合医护人员及时处理患者的不适,多给予患者积极的暗示,陪伴患者克服躯体不适,多与患者交流,让患者知道自己不是在孤军奋战。再次,多鼓励患者和周围病友交流,降低患者自身的孤独感以及无助感,相互鼓励,增强彼此的治疗自信心。家属在得到医护人员同意后,可以在病房播放轻柔的音乐陶冶患者的情操,放松患者的心情。针对脱发问题,可以通过佩戴假发或帽子等方法满足患者的爱美心理等。最后,家属在照顾患者一般生活起居时,也应鼓励患者生活尽量自理,使得患者角色被尽量淡化,唤醒患者的家庭角色和社会角色,重塑患者回归正常生活的信心。

四、患者在慢性病治疗期间常见的心理问题防控

1. 慢性病治疗期间患者常见的心理问题

在手术治疗以及放化疗结束后,患者常会出现焦虑、失眠、情绪不稳等症状,担心乳腺癌是否会治好,是否会复发,甚至每次复查期间都会发生情绪的波动。长期的内分泌治疗会伴随药物副作用调控,因此可能会加重乳腺癌患者的焦虑、抑郁情绪。

2. 长期治疗期患者可能出现的心理问题应如何应对

作为家属,应认真听从医生护士的出院指导,定期带患者进行复查,多鼓励患者,坚持治疗,做好患者的心灵支柱。同时,家属也要排解自身的心理压力,家属心理压力过大,很容易加重患者的不良情绪。多与患者沟通,树立患者长期治疗的信心。若患者长时期存在

消极情绪不能缓解,应及时带患者于精神专科医院就诊,接受正规的心理治疗,必要时进行药物治疗。

五、不同年龄段乳腺癌患者的个性化心理疏导

对于年轻患者,心理和生理发展趋于成熟,开始承担社会和家庭的责任,此时患乳腺癌对青年女性来说打击十分巨大。医护人员首先应主动关心、了解患者的心理状态,分析利弊,指出治疗的必要性,详细说明治疗过程,尤其是乳房切除和化疗后的不良反应。从恋爱、婚姻、生育等方面对患者进行心理疏导,缓解患者的心理压力,向患者介绍恢复女性形体美的相关方式,增强其信心。

对于中年患者,心理和生理处于复杂的时期,承担着社会、家庭等多重重要角色,往往心理负担较重。医护人员应与患者耐心沟通,倾听患者顾虑,解答患者对疾病相关知识的疑问,及时纠正患者的错误观念,树立患者对治疗康复的信心。可以邀请已经治愈的患者讲解有关术前、术后注意事项,消除患者紧张情绪。

对于老年患者,面对生理上的衰退和周围环境的不断变化,常常焦虑不安,谈癌色变,不愿意拖累子女,往往拒绝治疗。医护人员应向患者解释乳腺癌的生存率较高,鼓励患者接受治疗,了解患者的家庭关系,和患者家属共同帮助患者树立治疗信心。

【小结】乳腺癌是一种身心疾病,医护人员既要重视患者的躯体治疗,同时也要关注患者的心理问题。除了乳腺癌常规治疗外,心理治疗也成为乳腺癌治疗的重要手段之一。保持良好的心态对乳腺癌患者的康复和预后具有重要意义。有关专家建议,心理治疗应贯穿乳腺癌治疗的始终,依据患者的心理特点进行个体化疏导,帮助患者缓解焦虑情绪,树立治疗信心,重回社会生活。随着医学模式由生物医学模式向生物 - 心理 - 社会医学模式转变,癌症的治疗不能以消灭肿瘤为唯一目标,更应重视患者的心理健康,提高患者的生活质量。

我们应关爱女性健康、关爱乳腺癌患者,走进乳腺癌患者的内心,让她们对未来的生活充满信心。

(贾立娜)

参考文献

［1］ 王庭槐. 生理学 [M]. 9 版. 北京: 人民卫生出版社, 2018.

［2］ 熊庆, 王临虹, 王红静, 等. 妇女保健学 [M]. 2 版. 北京: 人民卫生出版社, 2014.

［3］ [美] 弗洛伦斯·威廉姆斯. 乳房: 一段自然与非自然的历史 [M]. 上海: 华东师范大学出版社, 2017.

［4］ 张保宁. 乳腺肿瘤学 [M]. 北京: 人民卫生出版社, 2013.

［5］ [美] 克里斯蒂·芬克. 乳房健康手册: 美国医学院科学防癌完全指南 [M]. 北京: 中信出版集团, 2019.

［6］ SIEGEL R L, MILLER K D, JEMAL A. Cancer statistics, 2015 [J]. CA Cancer J Clin, 2015 (65): 5-29.

［7］ 邵志敏, 沈镇宙, 徐兵河. 乳腺肿瘤学 [M]. 上海: 复旦大学出版社, 2013.

［8］ CHLEBOWSKI R T, ROHAN T E, MANSON J E, et al. Breast cancer after use of estrogen plus progestin and estrogen alone: analyses of data from Women's Health Initiative randomized clinical trials [J]. JAMA Oncol, 2015, 1 (3): 296-305.

［9］ GAIL M H. Twenty-five years of breast cancer risk models and their applications [J]. J Natl Cancer Inst, 2015, 107 (5): djv042.

［10］ MAVADDAT N, PEOCK S, FROST D, et al. Cancer risks for *BRCA1* and *BRCA2* mutation carriers: results from prospective analysis of EMBRACE [J]. J Natl Cancer Inst, 2013, 105 (11): 812-822.

［11］ TURNER N C. Signatures of DNA-repair deficiencies in breast cancer [J]. N Engl J Med, 2017, 377 (25): 2490-2492.

［12］ SUN J, MENG H, YAO L, et al. Germline mutations in cancer susceptibility genes in a large series of unselected breast cancer patients [J]. Clin Cancer

Res, 2017, 23 (20): 6113-6119.

［13］ LAM D L, LEE J M. Breast Magnetic Resonance Imaging Audit: Pitfalls, Challenges, and Future Considerations [J]. Radiol Clin North Am, 2021, 59 (1): 57-65.

［14］ HELLER S L, LOURENCO A P, NIEL L B L, et al. ACR Appropriateness Criteria® Imaging After Mastectomy and Breast Reconstruction [J]. J Am Coll Radiol, 2020, 17 (11S): S403-S414.

［15］ DIFLORIO-ALEXANDER R M, SLANETZ P J, MOY L, et al. ACR Appropriateness Criteria® Breast Imaging of Pregnant and Lactating Women [J]. J Am Coll Radiol, 2018, 15 (11S): S263-S275.

［16］ MAINIERO M B, MOY L, BARON P, et al. ACR Appropriateness Criteria® Breast Cancer Screening [J]. J Am Coll Radiol, 2017, 14 (11S): S383-S390.

［17］ MOY L, HELLER S L, BAILEY L, et al. ACR Appropriateness Criteria® Palpable Breast Masses [J]. J Am Coll Radiol, 2017, 14 (5S): S203-S224.

［18］ 李娜, 赵英, 王霞. 护理程序在乳腺癌患者心理护理中的应用 [J]. 中国实用医药, 2010, 5 (1): 190-191.

［19］ 纪小龙. 乳腺疾病动态病理图谱 [M]. 北京: 人民卫生出版社, 2018.

［20］ 刘彤华. 刘彤华诊断病理学 [M]. 4 版. 北京: 人民卫生出版社, 2018.

［21］ WHO CLASSIFICATION OF TUMOURS EDITORIAL BOARD. Breast Tumours [M]. 5th ed. Lyon: International Agency for Research on Cancer, 2019.

［22］ 薛德彬, 陈健, 王炜. 病理医师实用组织学 [M]. 4 版. 北京: 北京科学技术出版社, 2017.

［23］ 陈杰, 周桥. 病理学 [M]. 3 版. 北京: 人民卫生出版社, 2017.

［24］ 周际昌. 实用肿瘤内科治疗 [M]. 2 版. 北京: 人民卫生出版社, 2016.

［25］ 汤钊猷. 现代肿瘤学 [M]. 3 版. 上海: 复旦大学出版社, 2011.

［26］ 中华医学会麻醉学分会. 中国麻醉学指南与专家共识: 成人与小儿手术麻醉前禁食指南 [M]. 北京: 人民卫生出版社, 2014.

［27］ 陈蒙蒙, 冯艺. 超声引导下区域阻滞在乳癌手术中的应用进展 [J]. 中国疼痛学杂志, 2019, 25 (7): 541-545.

［28］ 中华医学会肠外肠内营养学分会. 肿瘤患者营养支持指南 [J]. 中华外科杂志, 2017, 55 (11): 801-829.

［29］ 李增宁, 陈伟, 齐玉梅, 等. 恶性肿瘤患者膳食营养处方专家共识 [J]. 肿瘤代谢与营养电子杂志, 2017 (4): 397-408.

［30］ 吴国豪. 恶性肿瘤病人恶病质发生机制及营养治疗 [J]. 外科理论与实践, 2012, 17 (2): 98-101.

［31］ WISEMAN M J. Nutrition and cancer: prevention and survival [J]. Br J Nutr, 2019, 122 (5): 481-487.

［32］ 国家卫生健康委员会. 癌症疼痛诊疗规范 (2018 版)[J]. 临床肿瘤学杂志, 2018, 23 (10): 937-944.

［33］ BARDWELL W A, NATARAJAN L, DIMSDALE J E, et al. Objective cancer-related variables are not associated with depressive symptoms in women treated for early-stage breast cancer [J]. J Clin Oncol, 2006, 24 (16): 2420-2427.

［34］ GOLDEN-KREUTZ D M, ANDERSEN B L. Depressive symptoms after breast cancer surgery: relationships with global, cancer-related, and life event stress [J]. Psycho-oncol, 2004, 13 (3): 211-220.

［35］ MCDANIEL J S, MUSSELMAN D L, PORTER M R, et al. Depression in patients with cancer. Diagnosis, biology, and treatment [J]. Arch Gen Psychiatry, 1995, 52 (2): 89-99.

［36］ 李艳敏, 齐玉龙, 陈永侠, 等. 乳腺癌患者心理特征研究现状 [J]. 护理实践与研究, 2014, 11 (5): 148-149.

［37］ 杜占红, 马德海. 乳腺癌患者的心理调查及护理 [J]. 齐鲁护理杂志, 2005, 11 (18): 1340-1341.

［38］ 赵贤. 不同乳腺癌患者的心理特征及护理干预 [J]. 临床医药文献杂志, 2017, 4 (16): 3085-3087.

［39］ ANDO N, IWAMITSU Y, KURANAMI M, et al. Psychological characteristics and subjective symptoms as determinants of psychological distress in patients prior to breast cancer diagnosis [J]. Support Care Cancer, 2009, 17 (11): 1361-1370.

［40］ EKEBERG Ø, SKJAUFF H, KARESEN R. Screening for breast cancer is associated with a low degree of psychological distress [J]. Breast, 2001, 10 (1): 20-24.

［41］ 张曼华. 乳腺癌患者的心理特征及心理干预 [J]. 中国健康心理学杂志, 2007, 15 (11): 986-988.

［42］ 韩莹波, 宋洁, 张艳明. 乳腺癌病人术后的心理状态分析和心理干预 [J]. 吉林医学, 2006, 27 (10): 1223-1224.